献给伯恕

感谢你，亲爱的伯恕，我写下的每一个字都是为了你在此时此刻看到。

也感谢你，在我写下每个字的时候都陪在我的身边，

如果不是因为你，这本书早写完了。

照进角落的光

行走在

远古到中世纪的

医学

孙轶飞 著

人民卫生出版社

这是送给您的健康礼物

扫描二维码观看书中视频流程

第 1 步

扫描二维码
下载"约健康"APP

第 2 步

注册登录"约健康"

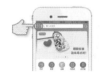

第 3 步

点击扫一扫

获取礼物

第 4 步
扫描正文相关内容二维码
观看视频

更多精彩内容
敬请期待

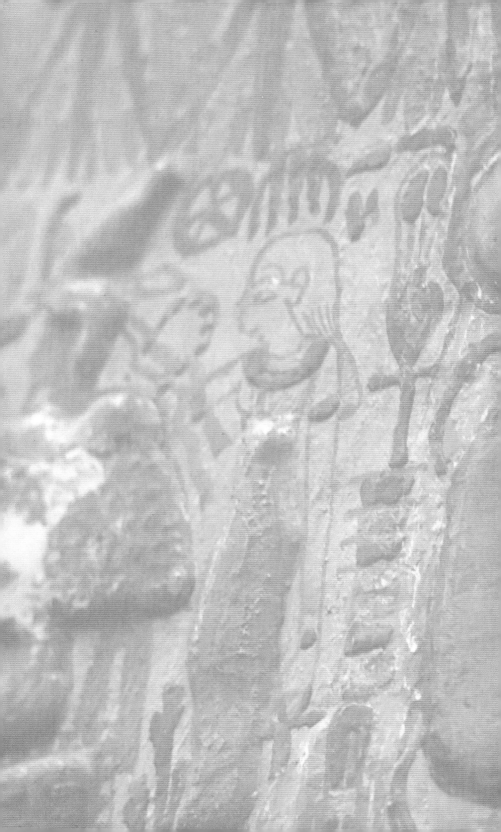

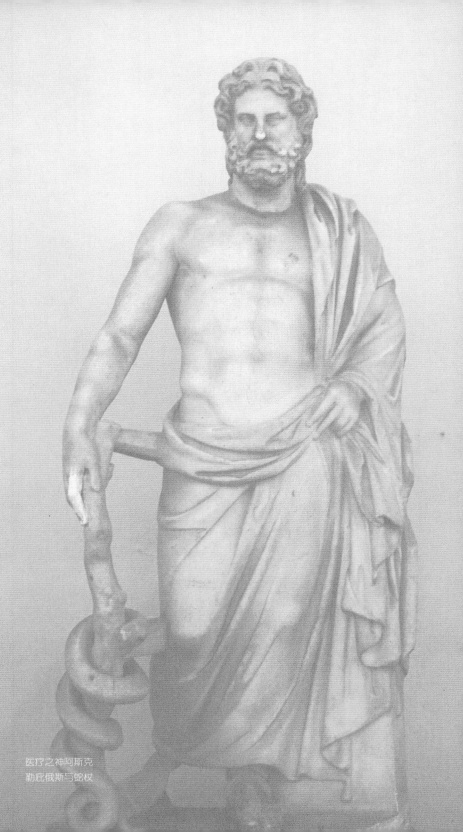

医疗之神阿斯克
勒庇俄斯与蛇杖

序言
奔轶如飞的医学断章

摆在我们面前的这本小书，出自青年教师孙轶飞之手。想到不久前孙老师和我提到他将放下柳叶刀弃医从文时，我多多少少还觉得有些惋惜，在如今的医疗环境下，一名外科医生手技的养成殊为不易，哪怕是像我等这种终身不大可能成名成家的小医生亦是如此。或者是因为习得性的热爱，或者是因为外科手术独有的魅力，这条路尽管崎岖艰难，仍不断有年轻人义无反顾地加入其中负笈前行。所幸孙老师虽然离开了医院和手术室，但终究没有离开医学，他选择在医学院做一名专职的医学史教师，为医学生成长为医生铺路搭桥。而在此前，他已经兼职讲授医学史有一段时日了，这本书，想必当是他一直以来在医学史领域耕耘思索的结晶。

和所谓的"三理一剖"（生理、病理、药理和解剖）这种基础医学的必修课相比，医学史有点儿像一门屠龙之术，以至于很多医学院校根本就没有开设这门课程，大部分医生也仅仅满足于掌握职业要求范围之内的具体知识和技能，而对这些知识的来源和发展过程所知甚少，大众更是只专注于医疗现状能为维护自身的健康提供何种帮助，对祖先的医疗状况一无所知。如此就导致了一个不太好的后果，即患方对医学救助往往会有不切实际的期许和要求，这种要求当然是医学发展的动力之一，但科学的发展自有其规律，医学的发展速度永远也赶不上民众需求的不断提高，因此，我认为医学史教育有必要成为公民的通识教育，当我们可以将医疗现状纳入一个历史范畴去理解和看待，可能就会更从容地面对现实医疗世界里的种种不尽如人意。

《照进角落的阳光：行走在远古到中世纪的医学》这本书可以视为这种通识教育的探索，从书名来看，本书好像是一本人类学著作，但作者并无此野心，尽管书中确实借鉴了不少人类学的研究成果，但他所借用者皆是为叙述医学历史而服务的。从原始医学到欧洲文艺复兴之前的这段医学历史，举凡神话、宗教、战争、语言、艺术、科学这种种散乱的线索，统统被作者收拾得利落停当，仿佛它们原本就应该被用于解读医学的历史，只是作者恰好途经此处，便随手铺就了眼前的华章。

如不精心地去看，这本书的内容似乎有些散乱，作者奔轶的思维，合纵千古，连横八荒，若非读者本身对医学史原有些基础或对人文历史有足够的积淀，很有可能坠入五里云雾，这也是本书与其他医学史作品最大的不同，它不单单是在说医学的历史，而是将与医学发展过程中任何沾亲带故的传说轶事都囊括其中，难能可贵的是，作者并非不辨真伪良莠地胡乱搜罗，而是一本正经地逐条仔细考证，用作者的话来说，"我相信，整个世界和其中的知识都是联系在一起的。"但我相信，作者这么干的目的其实主要是因为——他觉得这样写比较好玩。

在知识爆炸的今天，不太可能再有什么出版物会形成洛阳纸贵的局面，但我仍然认为，写一本无趣的书乃是一种罪过，孙老师所以能写就这样一本有趣的书，与其说他是对医学史研究的热爱，不如说他一直有一颗对世界、对知识的好奇心，因为他相信这个世界上的很多知识是有联系的，于是他就把散落到世界各个角落的知识串起来给你看。当我读完这本书时，我的感受是，不是这个世界缺少联系，而是缺少发现联系的心灵。

好奇心，我们原本都有，但随着年龄的增长，我们对知识的追求逐渐变得精专而功利，我们已经绝少会单纯因为好玩而去探寻世间万物的联系。一个对世界失去了好奇心的成年人，至多是无趣的，但若整个民族均失去了这种好奇心，那么这个民族就没有机会走在世界的前头。

医学史上很多重要的发现均出于一些纯然的好奇心理，以至于有些发现直到很久很久以后才能显现出其实用性来，中华民族是个太重实用效果的民族，所以那些有趣但"无用"的科学发现，甚少出自中国人之手。以作者两次提及（前言提及一次，本书的末尾又提及一次）的哈维而论，血液循环学说的提出对当时的医疗界并无实用价值，人们的医疗行为也没有发生根本性的变化，就连哈维本人也继续奉行以放血疗法为主的治疗，但类似这样的学说还是不断地出现，人们在做这些研究时，不见得是为了什么实用性，很可能就是因为好奇好玩。

仍以心脏为例，1839年浦肯野(1787—1869年)在绵羊心室的心内膜下发现了灰色平坦的胶质纤维网，可这一发现在当时能有什么用呢？什么实用价值也没有。但今天的我们知道，如果没有这一发现，那么我们可能至今仍不知道心脏为什么会跳动，治疗心律失常更是空中楼阁，事实上浦肯野的发现，是人类认识心脏电传导通路的起点，这一发现的价值直到1906年日本学者田原淳关于房室结的研究工作之后才被充分理解。

浦肯野也是一个对世界充满好奇心的人，他博学聪慧，会写诗，还翻译过好友歌德和席勒的诗歌，能说十三门语言。他在很多领域都是先驱，比如描述了浦肯野效应（光的强度减弱时，视觉感受的变化对红色和蓝色不同）等视觉现象；大脑皮质的浦肯野神经细胞；皮肤中的汗腺；胰腺提取物对蛋白质消化率的影响；洋地黄毒性对视觉和心脏的影响；使用显微镜用薄片切片机制制作切片；高等生物体纤毛运动；神经对胃酸分泌的影响；活体毛细管显微镜的使用；梦心理学的新视角等。他还是第一个研究指纹科学的人，并使用了血浆及原生质等术语。

遗憾的是，这本书仅仅写到文艺复兴之前，也即哈维刚刚露脸就戛然而止，如果按照相同的思路继续将这本书的内容一直写到现代医学，那必然将是一本更为厚重的作品，以作者的能力来说，写就这样的大部头也并非不可能，但他好像暂时无意于此。正如他已写就的部分是由于其孩子般的好奇心一样，他就此搁笔好像也是由于孩子般的顽皮，完全的率性而为。以我对作者的了解，目前成书部分的历史跨度，写成十万余字，他已经是相当收敛克制了，若任由其展开来写，肯定远不是现在的篇幅。

吞下万丈红尘之后，他只幽幽地吐出一个烟圈，做个鬼脸就跑掉了。

除了作者有意规避近现代有些不乏争议的历史内容之外，我想更主要的原因还在于，他在书中想传达的思想已经阐述完毕，作者不是要大家记住具体的某个人做了某个发现，而是希望读者掌握他这种合纵连横的思维方式，若将这本书视为一本讲义，那么在讲义的最后，其实应留有一道思考题，作者在前言中说哈维发现血液循环学说的过程是受了伽利略的启发（这一观点只能是作者的推测，因为注意到伽利略同时期也在帕多瓦大学教授数学这件事的显然不止是孙轶飞，比如著名医学人文作家舍温·努兰就认为伽利略并非这一发现的重要影响因素），在本书的最末一章也以哈维的出场为收尾："（哈维）终于从根本上否定了盖伦的潮汐理论。一个时代因此而终结，另一个时代又因此而开启。"那么我想给出的思考题便是：哈维所以能在自己并未提出新的解剖学发现的前提下发现了血液循环的规律，可能受到的启发来自哪里？

一个合理的推测是，他提出血液循环学说很有可能是多少受到了古希腊"天人合一"学说的影响，因为他在那本著名的《心血运动论》中曾举亚里士多德描述自然界水循环的例子来说明血液是循环的：太阳照射地面上的河流，水汽因受热而蒸发至空中凝结成云，继而以雨的形式洒落大地，正是由于这样的循环运动，生物才有新老更替。哈维认为，心脏的运动为血液循环提供了重要的条件，故而心脏是生命之源，正如太阳是世界的心脏一样，心脏也是身体这个小宇宙的太阳，正是因为心脏的运动，血液才得以运行，为人体各项功能的运作注入新鲜的营养。

你看，在这样思路的启发之下，我已经学会举一反三了，那么作为读者的你呢？

李清晨

2018年3月

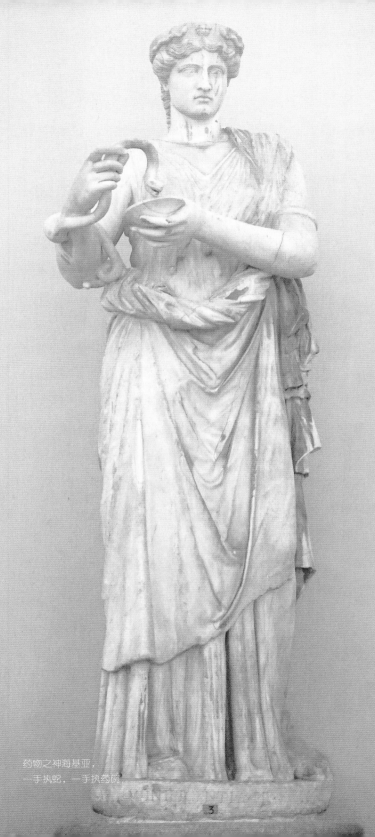

药物之神海基亚，
一手执蛇，一手执药碗

写在前面的话

在我还是个孩子的时候，就尝试着用读书的方法让自己知道更多的东西。在我眼里，世界是个没有边界的彩色拼图，每当我多了解一点未知知识的时候，世界在我眼前仿佛就变得更完整一点。读书让我相信，整个世界和其中的知识并非彼此孤立，而是联系在一起的。

年少的我曾经很好奇，人类为什么要把知识分门别类，分成众多的学科。终于有一天，我看到了这样一句话：

知识本是一体的。把它分成不同的学科只是屈从了人类的软弱而已。

Sir Halford John Mackinder，1887

这话一下说到了我的心坎里，人类其实早就承认了自己的无能，所以才会割裂知识，让每个人在自己狭小的领域里深入钻研，才有可能走向深刻。

然而，我就是不喜欢深刻，我想走向广阔。

当我一头扎进了医学院的时候，就是怀着这样的心态。

记得当年上学的时候，老师曾经讲过一个称为"海蛇头"的词汇，专门用来描绘在门静脉高压的情况下病人肚子上出现的表浅静脉曲张的形态。简单点儿说，就是在门静脉高压的情况下，病人肚皮上的静脉变粗了，既像是一蓬根部捆在一起的海草，又像是一小团摊在桌子上的方便面。

就是这样一个常见的医学词汇，却让我困惑万分，前人为什么会用"海蛇头"来描述曲张的静脉呢，要知道蛇这种动物脑袋上可是一根毛也没有啊。

于是我首先查询了"海蛇头"的英文名称——caput medusa，直译过来是"美杜莎头"。美杜莎大家应该都知道，是古希腊神话里的怪物，传说中与她目光接触的人都会变成石像，而她的每一根头发都是一条毒蛇。

这样我就明白了，"海蛇头"其实应该是"长满海蛇的头"，如果按照这个思路来理解，那么用"海蛇头"来形容曲张静脉的样子就十分贴切了。

想来当初翻译这个单词的人为了表意简洁通达，就采用了"海蛇头"这个中文名称，却让后来的学子难解其中的奥妙。

你看，知识被割裂以后，不仅变得难以理解，而且很容易产生误解。

之后我又按照探究海蛇头来历的套路，试着去寻找所学知识的本末由来。

在17世纪之前，论述血液在人体内流动方式的理论是由古罗马医生盖伦提出的。盖伦认为，肝脏不断产生新的血液，心脏则负责为血液流向全身提供动力，当血液流到肢体末梢的时候，便像拍打在沙滩上的浪花一样消散不见。这样的理论我们可以称之为"潮汐理论"，而推翻这一错误理论的就是我们熟知的哈维医生。

当我看到许多书在讲到哈维发现血液循环这个著名的医学事件时，总会刻意提到他的老师法布里修斯发现了静脉瓣。现在我们知道，静脉瓣的功能是辅助静脉血从肢体回流向心脏。这样一来，由静脉瓣的功能到哈维发现血液循环的过程，不由得让人产生这样的联想，认为哈维理所当然是在他老师的指引下发现了血液循环的秘密。然而，真的是这样么？

哈维质疑旧有的潮汐理论时，用的试验方法是这样的：先测量心脏每次泵血量，再乘以每天的心跳次数，结果发现心脏每天泵出的血量是体重的十几倍，如果血液泵出之后真的像旧理论所说的一样消散在肢体的末梢，那是不可能的。

哈维这样的研究方法和思路，和静脉瓣的发现关系并不是很大。重要的是，哈维的试验思路，是把人体看做机器一样的东西，人体的生理活动是可以通过测量来了解的。而法布里修斯尽管发现了静脉瓣，但却对其功能没有正确认识，在血液运行方面他依然秉承盖伦的观点，而在他看来静脉瓣的存在仅仅是为了防止血液在肢体聚集。哈维选择了一个全新的看待人体的视角，这种视角与法布里修斯的医学观念并无相似之处。启发哈维的，一定另有其人。

可以想见，哈维的这种科研思路不会凭空而来，一定是在整个科技发展的背景之下受到了某些人的启发。

带着这样的疑问，我于是在科技史的著作中寻找这种研究方法的痕迹，很容易就发现哈维的研究方法和两位卓越的科学家——伽利略、笛卡尔的思路十分一致。

有了这样明确的人物，再进一步看看他们的生平履历，哈维曾经就读于帕多瓦大学，而伽利略在哈维就读的时期，正是帕多瓦大学的数学教授。原来，伽利略也是哈维的老师。如此看来，哈维发现血液循环，究竟受到了谁的影响最深，岂不是一目了然的事情。

然而，在我所读到的医学史著作中，很少有人提到伽利略与哈维的师承关系。很显然，医学史与科技史长久以来也处于割裂的状态，而没有被当成一个系统学科来研究。

这个问题又让我产生了新的思考，那就是医学从来都不是无源之水，每一个历史阶段的疾病和医学的故事，都一定要放在当时的历史背景下去看。在公元6世纪的时候，鼠疫从亚洲传到欧洲需要20余年，14世纪的鼠疫用了数年时间就完成了这件事，而1918年全球流感大流行时病毒仅用了10天就跨过了大西洋。我们可以看到传染病的流行和人类交通水平的提高有着极其密切的关系。

同样道理，在神学统治的时期里，医学当然也和整个社会生活一样，都被神学深深地影响，医学变得愚昧而充满神秘色彩，但我们应该因此去苛责当时的医生吗？当然不是，在当时整个社会的大环境下，医生怀着对神灵的虔诚叮嘱患者向神灵祈祷，他们最多也只能做到这样了，尽管提供了无用甚至有害的治疗，但是不可否认的是他们始终怀着一颗善心。

只有科学技术缓慢地进展到相应的阶段时，基础学科提供了足够的支持，医学才能紧跟上时代的步伐。

所以在我看来，回顾疾病与医学的历史，自然是要把它们放在每个时代的大背景下。换句话说，我们用学科割裂开了知识，但是不应该忽略不同学科之间的联系。医学史这门桥梁学科的存在就是为了将医学和其他学科的知识联系起来，让我们搞清楚疾病与医学的故事在所发生的时代里，和当时的文化、艺术、宗教和科技等方面，发生了怎样的相互影响。这更容易让我们知道，在不同的时代里，哪些知识对于医学的影响最大，自然也就方便我们认清在当下如何通过和其他学科的交流，促进医学的发展。

同时，每个学科都是时代大潮里的小浪花，相互交融，相互影响，在这个过程中也造成了对于整个历史的影响。至于疾病和医学是如何影响历史，是分两个方面的，一来是发病率特别高的疾病，对整个社会都产生着基础性的影响，历史在这种力量的驱动下，有些走向是必然的趋势。另一方面，在特定的时间特定的人患了某种疾病，对历史造成的影响则有着偶然性。在必然与偶然的共同作用下，演绎出了那么多有趣的故事。我想讲出来给你听。

很多时候，重要的并不是知识本身，而是在获取知识的过程中看待问题的视角和思路。正如我刚才所举哈维的例子一样，我们不需要记住他何时在帕多瓦大学读书，也不需要记住伽利略何时在帕多瓦大学教书。重要的是，好奇心驱使我们试图搞清楚哈维血液循环理论的试验思路是如何在当时历史背景下产生的，而我们又通过自己的方法找到解开这个问题的钥匙。

在《倚天屠龙记》中，张三丰当众传授张无忌太极剑时，并不是让他牢记招式，而是让张无忌领会，"只是细看剑招中'神在剑先、绵绵不绝'之意"。这样反倒对剑法中的要旨领会更深。我也希望亲爱的读者在读过这本书时，不需刻意记住书中内容，而只需要记住这样一句话——所有的知识都是相互联系的。

深圳的蒋一凡律师和远在美国的许玥女士读万卷书，行万里路，分别为本书的美索不达米亚文明和古埃及文明部分提供了珍贵的图片资料，在此特别提出感谢。

最后，为什么我会写这本书，一来是林悦老师批评我只顾自己读书寻开心，而不把知识与大家分享，我很羞愧；二来得感谢李清晨老师对我的督促，林海老师、赵凯老师两位好友给予我的帮助；三来也是最重要的，我的儿子孙伯恕越来越大，我害怕当他长大成人的时候我已年老昏聩，不能给他亲口讲述这些有趣的故事，所以趁现在写下来等他长大了再看。

孙轶飞

2018 年 3 月于石家庄

目录

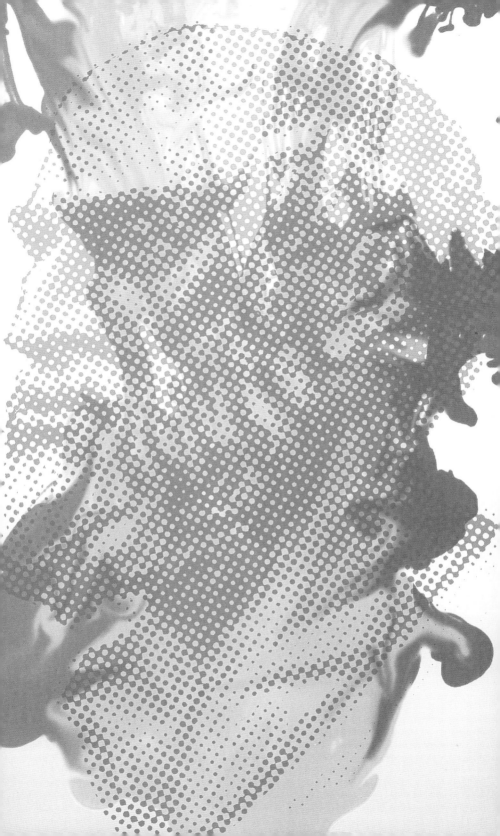

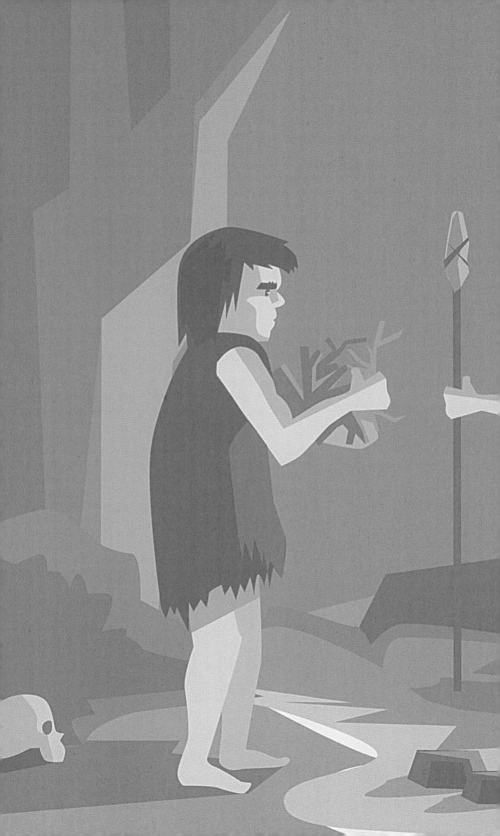

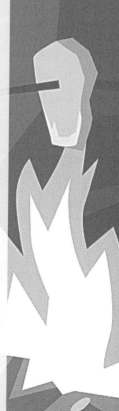

原初之民

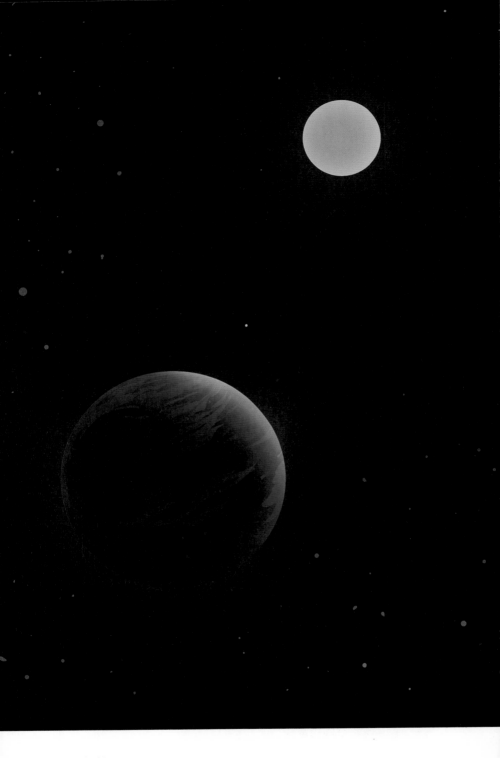

地球的诞生

只是一瞬间

回望来路，地球这颗小小的星球已经经历了太过漫长的岁月。

46亿年前，当地球作为一颗初生的星球在浩瀚的宇宙中孤独旋转时，它的表面寂静无声，没有一丝生命的痕迹，和今天完全不是一个样子。

以人类的能力，只能大致推测在这漫长的岁月里地球发生了怎样的变化：水汇聚成为海洋湖泊，板块挤压使山脉隆起，气候剧变，冷热交替。所有的一切最终形成了我们今天所看到的地球的样子。

时光荏苒，在地球改变着自己面貌的同时，在地球上也诞生了生物。

从大约38亿年之前最初的有机物在自然界出现，进而演化出单细胞生物，到250万年前非洲的草原上出现了第一批人类的身影，进而迁徙到世界各地，直至形成千姿百态的生物圈，这无不是由不计其数的小概率事件堆叠而成。

这是何等奇妙的景象。

经历了这一切之后，地球的表面形成了精妙的生态系统，不断有物种的产生和消亡，个体的出生和死亡。生态系统在尽可能地维持着动态平衡，也正是如此，它才得以长久地存在。

事实上直到今天，人类依旧无法完全弄清楚维持这个生态系统动态平衡的每个环节。

对于人类来说，自然界是陌生的，不断发现的新物种在提醒人类，对于自然界我们了解的还远远不够；不断发现的化石在提醒人类，我们已经失去了多少了解它们的机会。

对于自然界来说，人类也是同样的陌生，因为和自然界漫长的形成时间相比，人类出现的实在太晚了。

我们是谁？

我们是人类，地球表面众多生物中的一种罢了。

虽然和其他物种相比，人类出现在地球上的时间并不长，但是对于这个世界的秘密，却比任何其他物种了解得更多。因为人类有无穷的好奇心，不仅想把当下的知识一一掌握，还在不断回顾过去的事情，并期望以此指引未来的方向。

大约250万年前，非洲的草原上才出现了人类的身影，他们逐渐迁徙到世界各地，但这些人并不是我们人类的祖先。

大约10万年前，仍是在非洲，出现了今天人类的祖先——智人（Homo sapiens）。此后又经历了3万年的岁月更迭，大约7万年前，人类终于再一次走出非洲，并在很短的时间内成为了站在食物链最顶端的物种。他们不但大肆杀戮各种动物，也消灭了更早的人类，比如尼安德特人。

大约1.2万年前，人类学会了种植庄稼，开始了原始的农耕生活。

至于文字的出现，时间就更近了，当这些勾勾画画的曲线足以记载种种历史事件，并能承载人类的情感时，离我们现在的社会也不过短短几千年罢了。

假如200万年前的某个人类祖先穿越到100万年前，虽然整整跨越了100万年的时光，他并不会觉得两个世界有什么不同。

然而，假如100年前的某个人穿越到当下，他一定会茫然无措，对这位百年前的穿越者而言，有太多太多的东西无法理解。就是这短短的百年时光，人类对于世界的认识、对于知识的积累，都达到了极其惊人的程度，而且始终处于加速的过程中。

正是因为进步得太快了，我们的身体乃至许多观念，并没有跟上时代的步伐。我们想法和行为中的许多细节，和几千年前甚至几万年前的人类并没有什么差别，尽管我们不愿意承认，但是它们就是这样顽固地存在于我们身边。这也是为什么每当回顾历史，包括医学史时，原始社会的种种理念依然值得回顾。

因为，相比起地球的寿命、生命出现至今的悠远岁月，我们的文明只是一瞬间。

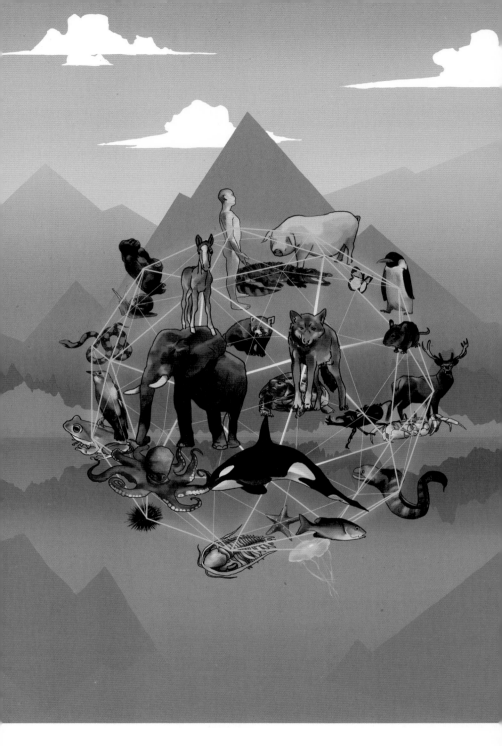

精妙的生态系统

瘟疫时代

越是炎热的地方，生物的种类就越多。非洲处在地球上最热的地方，所以演化出来的物种也就最多。

这些物种构建了精妙的食物链，羚羊吃草，狮子吃羚羊，狮子死后则会被细菌分解，成为草的肥料……

能量就这样在循环里周而复始地流转。

虽然都是食物链的一部分，但是各个物种的种群数量却不一样。在食物链中，位置越高的物种数量一定越少。

如果食物链中某个物种的数量突然增多，就会对整个生态系统和自然环境产生重大影响，这种重大影响不单会导致其他物种的灭绝，甚至会使整个食物链遭到重创，直至对这个物种本身造成不可挽回的损失。

这不难理解，一大片草地才能养活一只羚羊，而一大群羚羊才能供的上一只狮子吃肉。作为食物链顶端的物种——狮子，它的数量当然不能太多。

假设一片草原上本来有3只狮子，那么它们占据的地盘必然足够维持它们的生存。如果突然某一天，有100只狮子迁徙到这片草原，会是怎样的情形呢？

可以想象，在很短的时间内，这片草原上的羚羊、斑马、长颈鹿之类的食草动物就会被吃光，而狮子们也会在不远的将来被饿死。

这个例子说明，食物链中各个物种的数量都受到运转良好的调控机制的调节。这套机制看起来虽然残酷，但却是所有物种生存不可缺少的保障。

演化的力量是强大的，在时间的长河里，非洲这块生物多样性极强的土地上既然能演化出这样完善而复杂的生态体系，其中当然有很多种办法去控制种群数量。

这些办法中非常重要的一种就是传染病。

是的，传染病不仅不是人类的专属，而且出现在地球上的时间甚至远远早于人类。

动物和植物都有困扰其自身的传染病问题，这正是自然界控制其种群数量的手段之一。

直到大约10万年前，人类依然是非洲草原食物链中的普通一分子。这可以解释为当古猿慢慢地向人类演化的过程中，留给整个非洲生态系统的时间是很充裕的，各个物种都在努力学习如何与这个新的物种打交道，从而适应因人类的出现而带来的改变。

在人类的祖先逐渐沿着食物链向上攀升的过程中，生态系统维持着一种不断变动的平衡，虽然加入了"人"或者古猿这个新物种，但是通过生态系统自身的调整，它抵制剧烈变化的属性充分地显现了出来。

非洲的微生物也在这段时间从容地变化着自身的能力，让自己可以更有效地感染人类，控制人口。这也再次证明了，复杂的生态环境有效地控制着各个物种的种群数量，同时也限制了人类的扩张。

换个角度说，正是因为非洲能感染人类的微生物种类如此繁多，恰恰成为了人类源自非洲的证据。其他的大洲因为未与人类有如此长时间的接触，所以人类与其他的动物、植物、微生物之间无法形成如此精妙的动态平衡。

近些年来，给我们留下深刻甚至惨烈印象的传染病，诸如艾滋病、埃博拉出血热，都是首先发现于非洲。既然导致这些传染病的病毒不是横空出世的，那么在被发现之前，它们究竟藏匿在哪里？

答案是藏匿在我们那些远房亲戚——猩猩的身上。

从亲缘关系上讲，人类或许可以算作是一种没毛的猩猩，所以人类学家莫里斯才会给自己的一本著作起名为《裸猿》。但是这一点长久以来人类也是坚决不肯承认的，不过这完全抹杀不掉我们和猩猩之间的亲缘关系。

在数百万年前，人类的祖先和猩猩的祖先住在同一片森林，吃同样的食物，患同样的传染病。各种细菌、病毒、螺旋体和寄生虫就在它们的身体里存活。

既然生活在一起，人类的祖先和猩猩的祖先就一定会为了生存而抢夺资源，这不仅包括地盘，也包括食物，在极端的情况下甚至还会互相吃掉对方，在这种情况下病原体很容易在两者之间相互传播。

即便在现在的非洲，人类捕食猩猩和其他各种野生动物的行为依然从未断绝。当然，猩猩也不是什么善男信女，在吃掉自己

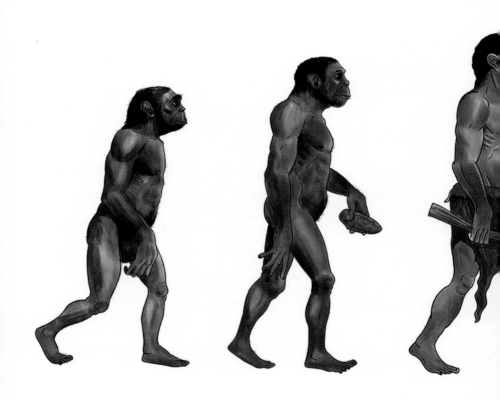

人类的演化

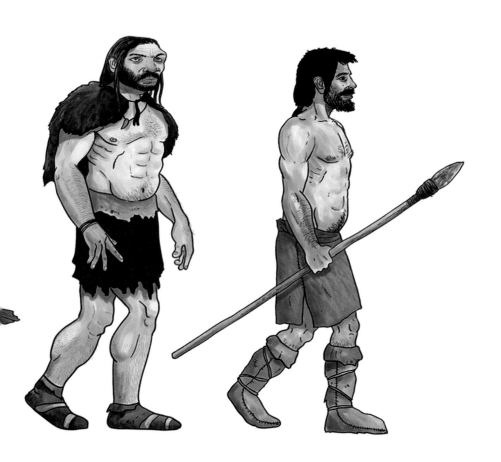

远房亲戚方面也是无所顾忌，除了疣猴之类的小动物，人类的婴儿也十分符合它们的胃口。

村民解释说，一只黑猩猩抓住一个小婴儿，并且将试图保护婴儿的哥哥咬成重伤。大家后来再也没有看见那个婴儿，料想是被黑猩猩吃了。我们跟着去了村子，亲眼所见证实村民所言非虚。讨厌的伤口留在小男孩的上臂，永远提醒他曾经历的悲惨一幕。

——Nathan Wolfe

既然人类的祖先和猩猩的祖先把对方视作食物，而且存在争夺地盘和资源的情况，那么显然两者之间的冲突是不可避免了。

在这场旷日持久的斗争中，究竟是哪一方获胜了呢？

如果你基于"现在人类是统治地球的生物"这个观点而觉得是人类的祖先获胜了，那么请自己到动物园找个银背大猩猩看一下你能不能打得过它吧。

好吧，我们必须承认，在那场旷日持久的斗争中，人类的祖先是失败者。他们被猩猩的祖先从丛林中赶了出来，来到了陌生的草原地区。

然而这一次看似失败的出走为之后人类的发展埋下了两个重要伏笔。

首先，人类开始直立行走。

所谓形态决定功能，灵长类动物的生理结构就决定了它们更适合在丛林中生存。人类的祖先因为失败而被动地来到了一望无际的大草原，脱离了生活万年的环境，没有树可爬了，人类的祖先自然不开心。好在他们在漫长的不开心的时间里慢慢学会了直立行走。

因为直立行走，人类祖先那强壮又不失灵巧的上肢被充分解放了出来，这就为今后使用工具打下了坚实的基础。

人类在解放上肢的同时也解放了他们的肺。不能直立行走的动物在行走，尤其是在奔跑的时候，前肢对于肺的影响是极其明显的，毕竟它和胸廓紧密相连，在大幅度运动的时候自然会限制呼吸系统的功能。只有直立行走且可以充分解放肺的物种，才可能让肺提供足够的气流用于发声。也就是说，在直立行走的基础上，人类的祖先才有机会获得"语言"这项重要的技能。

自从掌握了语言，并用语言进行交流，人类的一切就发生了天翻地覆的变化。通过语言，人类可以在捕猎活动中有非常高效的协作能力，进而具备了捕获大型动物的实力，为人类日后对自然的征服打下了基础。

其次，人类终于突破了瓶颈，净化了自身。

某个物种如果在一个地方生活无忧，才不会四处乱跑呢。只有在自然环境恶劣到一定程度，或者迫于其他物种的压力，才会去到另一个自己完全不熟悉的环境。可以想象，在这样的情形下被迫迁徙的物种一定已经受到了严重的打击，导致种群数量骤降。

人类的祖先当年就是这个样子，人口规模明显缩小，甚至濒临灭绝。近年通过对女性性染色体的研究也证实，人口数量曾经在某个时期一度降至极低。

人口数量减少虽然是个巨大的损失，但却让人类在绝境中孕育出了新希望，这又是为什么呢？

因为病原体在人群里存活，一旦没有足够的人口数量作为支撑，它们就很难兴风作浪。

我们用麻疹来举例子好了。人一旦得了麻疹且足够幸运没有死掉的话，那么这辈子他就不会再得麻疹了，因为在其体内有了抗体，具备了对麻疹的免疫力。但是刚出生的婴儿并不具备这种后天获得的免疫力，依然会得麻疹。所以需要有足够多的、对麻疹没有免疫力的孩子这个易感人群，麻疹病毒才能够不停地传播下去。

在这里，"足够多的、对麻疹没有免疫力的孩子"就意味着整个族群的人口数量不能小于某个数值（麻疹需要大约50万人口才会流行）。传染病学告诉我们，传染病流行的三个要素是：传染源、传播途径和易感人群。三者缺一不可，而人口减少到一定程度的时候，易感人群这个要素就满足不了传染病流行的条件了。

在和猩猩祖先不断争斗的岁月中，人口数量虽然一度降至了濒临灭绝的边缘，但这也让最初的人类摆脱了许多种传染病的伤害。人类以这样一种惨烈的近乎同归于尽的方式，甩开了许多困扰万年的"历史包袱"，终于突破了瓶颈，净化了自身。

人类虽然因为战败而被猩猩赶出了熟悉的丛林，但却在适应新环境的过程中获得了战斗力的提升。

经历了一次人口数量骤减之后，人类迅速攀登到了食物链的顶端。当他们保持着直立的姿态、手持石斧木棒、三五成群地奔跑在辽阔的非洲大草原的时候，不仅能捕获羚羊、斑马这样温顺的动物，也能把大象、河马和狮子这些猛兽收入囊中。他们把目力所及的一切能吃的动物和植物逐一添加到了自己的食物清单里。事实上，伴随着人类的活动，很多物种都走向了灭绝。一直到今天，我们都处在大灭绝时代。

若干年后，当人类以强势姿态重返丛林的时候，多年前曾把他们赶出去的猩猩也没能逃脱这样的命运，一样成了人类的盘中餐。

曾经严重威胁人类祖先的传染病并没有消失，当初将人类祖先驱逐出丛林的猩猩们，它们与人类的免疫系统、生理功能、细胞类型都十分相似，在它们的族群里依然保留着引发这些传染病的危险的病原体，被猩猩这个种群保留下来的病原体一样可以杀死人类。

以林奈为代表的生物分类学家一直以来都在竭尽全力地进行物种分类，希望能够将人类和猩猩区分得清清楚楚，问题是微生物才不管这一套呢。只要有足够相似的身体和免疫系统，微生物就会在不同物种之间传来传去。

所以从自身健康的角度出发，人类应该尽可能地与和自己亲缘关系近的动物保持距离，更不要吃掉它们。

但是正如前文所述，在贫穷落后的非洲，忍饥挨饿的人类根本不会考虑这些问题。在我写下这些文字，甚至在你读到这些文字的时候，那块大陆上的人也许正在继续吃掉他们捕捉到的人类的远房亲戚。也许正是因为这一餐，会在不远的未来带给人类新一轮瘟疫，正如艾滋病和埃博拉出血热一样。

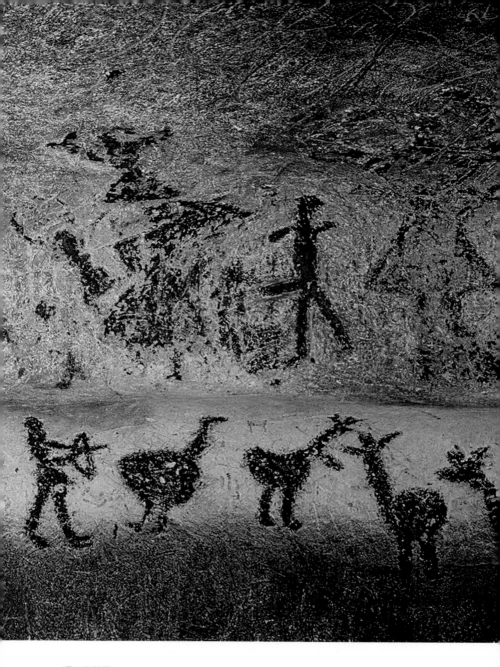

远古的壁画

走出非洲

早期的人类一直生活在非洲，这里的所有动物都对人类十分熟悉，毕竟在250多万年的时间里，它们彼此携手一起走过了演化之路。

当人类磨练自己的捕猎技巧时，羚羊也在一代代积累着对付人类的经验，而微生物也在不断改变着以使自己保持杀死人类的能力。

非洲生态系统的调节作用努力地让自己维持着平衡，不让人类或其他物种去打破它，而这一切，都限制了人类的发展。

在控制人类过快演化的过程中，传染病扮演着重要的角色。直到今天，非洲还有许多地方流行昏睡病，这种疾病的病原体是锥虫，通过采采蝇传播。锥虫在羚羊类动物宿主身上并不会造成什么严重病症，但是它一旦感染了人类，情况就完全不同了，它会导致被感染者极度虚弱，甚至有些类型的锥虫会让被感染者在几周之内死亡。

恰恰是因为昏睡病长久以来对人类的威胁，才保全了许多险些被人类吃光的物种，主要是羚羊。事实上，虽然锥虫也会感染羚羊，但是保护羚羊不受人类威胁的，也是锥虫。

如果没有现代的传染病防治手段，人类根本无法在采采蝇和锥虫的地盘上生存，所以直到很晚近的时代，在采采蝇和锥虫这两大杀手的活动区域里，站在食物链顶端的还是狮子、猎豹这些适应性强的食肉动物，而不是人类。

这只是广袤的非洲大地上精妙生态体系的一角，经历了漫长历史时期演化成的非洲大陆以及生活在这里的诸多微生物，与早期的人类狩猎者形成了相对稳定的关系。在这样的体系里，人口处于一个相对稳定、缓慢增长的时期。当然，历史绝非单一因素能够决定的，在这一时期中，杀掉养不活的新生儿，以及不同族群之间的仇杀，乃至人相食，也都是控制人口的重要手段。

正是因为从古至今，非洲这样复杂的生态系统一直存在，其中的传染病有效地控制了人口，并且消耗着人类的资源，使得这块土地虽然孕育出最早的人类，但却未能最早发展出成熟的文明。也正是因为这个原因，与其他大洲相比，非洲至今依然贫穷落后，历史上甚至出现了贩卖黑奴这样屈辱的事件。

回顾历史，你是否会有这样的疑问，美洲被白人发现的时候那里生存着数百万的印第安人，白人为什么不就地掠夺奴隶却偏要舍近求远从非洲贩卖奴隶呢，那片陌生的大陆上发生了什么事情？

人类可怕的破坏性正是基于其自身强大的创造力，在随后的岁月里，人类的发展出现了几个重大的突破。

其一就是语言的形成和成熟。语言的成熟使人类可以互相之间交流经验，不仅能够借鉴他人的经验完善自身的众多技巧，还能把这些行之有效的技巧传给后人。种种生活和狩猎技能代代传承，变得更加精致、有效，新猎手不再需要经过生死相搏便可以从老猎手口中得知最有效的躲避狮子追杀以及捕获羚羊、斑马的方法。这些都极大地提高了人类适应自然的能力以及与其他物种的战斗力。

当人类与狮子这些大型食肉动物有一搏之力的时候，制约人口发展的因素又被去掉一项。

另外几项重大突破的出现对于人类则有着更为重大的意义，那就是火的使用和衣服、房屋的发明。这些技术有一个共同的特点——就是可以让人类不再畏惧寒冷。这些突破，让人类终于可以突破寒冷的束缚，一路向北迁徙了。

在那些相对寒冷的地方，生物的种类自然无法和广袤的非洲相比，能够为人类提供肉类的动物也必然相对减少。但是在这里，像非洲一样能够成功控制人口数量的强大的传染病也相对减少了。

这样一来，只要能通过其他的方式弥补食物的不足，就再没什么能够阻止人类探索地球的脚步了。

大约在4万年前到1万年前，原始人类占据了地球上几乎所有的陆地，用到"几乎"这个词，是因为南极洲还是当时人类无法涉足的地区。在三四万年前，人类进入了澳大利亚。一万年前到五千年前，人类又穿过白令海峡从亚洲迁徙到美洲。在之后短短几千年的时间里，人类就扩张到了美洲的所有气候带。

人类进入温带地区就显示出了极度的强势，对于这些新的土地而言，人类就是没有天敌的外来物种，更缺乏杀伤力足够强大的微生物来控制人口。这些大陆上的大型动物从来没有与人类斗智斗勇的经验，于是纷纷死于人类的弓箭、石斧之下。

当然，这样的日子并没有维持多久，倒不是动物们学聪明了，而是人类在它们还没反应过来的时候就把它们都吃光了。

在美洲，人类大约只用了一千多年的时间就把这块大陆上几乎所有的大型动物杀光了。

可以想见，人类初入美洲大陆的时候，沿着每一条能捕获大型猎物的路线不断由北向南推进，直到再也没有这些动物可吃。在这个过程中他们过于心急，以至于把野马也吃光了，这件事对之后的影响在于在之后的数千年里，美洲人没有可驯化使用的畜类，极大地限制了当地农业的发展，并最终使美洲的文明进程落后于欧亚大陆。

和非洲从南向北前进温度逐渐变冷不同，人类在美洲的前进路线是从北向南，因为越来越暖和，自然前进速度十分快，所以美洲野生动物的灭绝速度远比非洲快得多。在这个过程中能大量杀死人类、保护其他物种不被人类灭绝的最后一道屏障就是微生物了。

然而对迁徙到美洲的人类移民而言，幸运的是他们穿越了极为寒冷的地区，在这个过程中，他们随身携带的微生物大部分都没能承受住恶劣气候的考验，未能和人类一起达到这块美丽的大陆。美洲之前没有人类的存在，自然缺乏足够的能杀死人类的传染病。于是人类一发不可收拾地把美洲占为己有，并在这块与其他大陆隔绝的土地上生存了数千年。

随着大航海时代的来临，美洲之前的幸运却变成了苦难的根源。因为在不与外界接触的时间里，美洲人没能与欧亚大陆的同类一起经历各种传染病的洗礼，没有一起经历阵痛般的演化过程。当欧洲人来到美洲的时候，美洲的印第安人就像当年他们的祖先杀掉的那些大型野生动物一样，面对一同到来的以天花为代表的各种传染病，完全没有还手之力。

现在，我们可以回答前文提出的那个疑问——为什么白人征服者要贩卖黑奴而不是就近抢掠印第安人做奴隶。因为非洲黑人与多种传染病共存的时间最长，他们对传染病的抵抗力也就最强。整个故事，都充满着浓浓的讽刺意味。

美洲的例子不由得引发我们的思考，一个文明、一个国家、一个政权，它们的稳定与强大究竟取决于哪些因素？地理位置、气候条件、农业水平等因素当然都在我们的考虑之中，不过今天让我们从一个新的视角——传染病的角度来讨论一下。

关于天花病毒的故事，六百人如何战胜两千万人

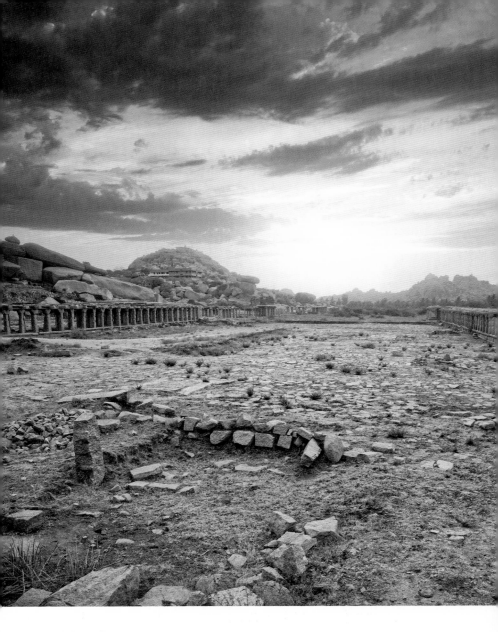

古代城垣遗址

寄　生

　　在理解微生物和文明的发达以及稳定程度关系的时候，我们谈一谈历史学家麦克尼尔（William H. McNeill）提出的两个概念——微寄生和巨寄生。这是两个可以简单理解但是难以量化的概念。

　　为了说明微寄生和巨寄生，首先得从阶级的产生说起。

　　早在人类以狩猎为生的时代里，随着狩猎水平的提高，食物有了盈余，于是阶级就随之产生了。一部分人变得懒惰，成为了和寄生虫一样的家伙，他们靠别人打来的猎物生活。当然，这些人不叫寄生虫，而被称为统治阶级。

　　随着人类走出非洲，其他大陆的大型动物纷纷被人类赶尽杀绝，人类的食物从之前的略有盈余又重新变得紧缺。这就迫使人类不得不寻找新的获取食物的方法，于是他们开始把目光放到了植物的身上，人类开始着手驯化野生植物为农作物。

　　农耕生活的开始，标志着人类开始了定居生活。他们选择的定居地自然是适合种植农作物的地方，比如大江大河形成的冲积平原。所以第一组人类文明都出现在这样的地区。

在这个过程中，随着食物获取越来越稳定，人类的阶级也就越来越稳定。部分人彻底成了社会的寄生虫，因为他们完全依靠其他人的生产来生活，我们把他们这种生存方式称为巨寄生。

与此同时，自然界的微生物也一刻不停"尽职尽责"地危害着人类的健康和生命，消耗着社会资源，我们称之为微寄生。

对于这两种寄生方式的理解，能很好地帮助我们理解人类社会的前进过程。

在农业社会中，农民所能提供的资源是有限的，而微寄生和巨寄生同时消耗着有限的资源，所以存在着此消彼长的态势。

如果微寄生的微生物占用的资源多了，那么巨寄生的统治阶级所能支配的资源就少了，这样的文明必然强大不起来；如果巨寄生的统治阶级不能理性控制自己的消耗，带给劳动人民的负担过苛的话，劳动人民不堪重负便会崩溃，进而导致整个国家的崩溃。

正是因为有了微寄生这个概念，我们就可以更好地理解非洲和印度这些热带地区的历史。正如前面说过的，非洲因为传染病的负担最重，也就是微寄生的负担最大，所以在古代一直没有形成强大的中央集权的国家。印度同样地处热带，所以微寄生的负担也很重，一直到今天，在恒河地区很多传染病依然在流行，在古代更是瘟疫肆虐。在这样沉重的负担之下，对劳动人民健康和资源的消耗是巨大的，自然也就极大地削弱了劳动人民为统治阶级提供物质资源的能力。

正是这样的原因，造成了印度历史上的一些帝国军事上相对较弱，当受到来自西北方向的外族入侵时，有时缺乏足够的力量来抵抗，这和印度沉重的传染病负担削弱了国力密不可分。

但是所谓祸福相依，瘟疫同时也是对抗外来入侵者的强大武器。入侵印度的外族所需要面对的最大问题，是自身的军事力量和瘟疫对这种力量削弱之间的对比。

著名历史学家威廉·麦克尼尔在其著作《瘟疫与人》中提出了这样的观点：印度的种姓制度就可以被理解为一种传染病隔离制度。在古代，印度的居民被划分成了不同的种姓，他们之间不能通婚，不能居住在一起。在平时的生活里，低级种姓的人甚至不能和高级种姓的人接触。这样的隔离措施和各个文明之中对于麻风等传染病的隔离十分相似。

不同的种姓源自不同的民族，这意味着不同的生活方式、不同的饮食习惯，还有不同的病原体。为了避免和其他民族所携带的微生物发生接触，保持距离自然是一种有效的解决方式。这种把人民隔离开来的政治体制在印度的历史留下了深刻的印记，一直到今天也没有完全消除，不平等对于任何一个社会来说，都是不安定的隐患。因此，在一些历史学家的眼里，印度以种姓制度作为传染病的预防措施，付出了巨大的代价。

印度的统治阶级所能从劳动人民身上获取的资源，与温带国家相比，比如中国，自然要少得多。这对宗教和文化也产生了重大影响：一方面，统治阶级获取的资源少；另一方面，因为瘟疫经常出现满地饿殍的惨况，印度的文化精英自然很容易产生一种感性的认识——繁华、财富和权力都是虚幻的，摆脱生存的痛苦和现世本就不多的物质享受就成了一种可以被接受的选择。

关于巨寄生，我们将视角转回到中国明朝末年，看一下统治阶级无节制地掠夺是如何导致政权崩溃的。

明朝末年鼠疫大流行，死者甚众，以泽量尸，伴随着政府的横征暴敛，很多农民在传染病和赋税的双重压力下被逼揭竿而起。

但是明朝政府明显没有看到这个问题的根源，或者说即使看到了根源也没有好办法解决。明朝政府采取的方式是"剿匪"，而剿匪所需要的钱，只能通过加重赋税获取，最终这些沉重的赋税被加至同样被鼠疫侵害但暂时没有造反的农民身上。

一方面，为了摆脱鼠疫的威胁，疫区出现了大规模的人口流动，结果就把瘟疫带到了更广泛的地区，使形势进一步恶化；另一方面，为了镇压农民起义，明朝政府的赋税越来越重，自然会让越来越多的农民加入起义的行列。在这种微寄生和巨寄生的双重压力下，一切似乎是死循环。

读明史可以看到，曹文诏的一千关宁铁骑追着农民军四处乱跑，张献忠更是投降了几十次，可见农民军的战斗力其实是非常差的。虽然在李自成即将被抓住的关键时刻，崇祯皇帝把曹文诏调走是个巨大的失策，但是即使曹文诏把李自成杀掉，民变的根源依然不会消除，还会有其他人去接替李自成完成他未完成的事。那时的明朝，来自女真的威胁是癣疥之疾，而流民不可抑制才是真正的心腹之病。

崇祯皇帝如果能透彻理解以上问题，那么自然应该从以下两个方面去改善现状。

首先当然是从微寄生的角度，下大力气控制瘟疫，民变不起才能减少人口流动，而控制瘟疫的方式又需要减少人口流动，这两方面互为表里，似乎难解。那么就需要从巨寄生的角度去破解——降低赋税，把统治阶级对于农民的盘剥降到最低。

用同样的视角也能解答另一个问题——中国的文明为什么首

先出现在黄河流域，而不是长江流域。

黄河的泛滥要比长江严重很多，对于水利灌溉而言，根本没什么优势。长江流域的气温更高，种植水稻这样的作物，每年能多收一季，粮食产量会提高很多。但即使有这样的优势，我国的文明依然率先在黄河流域扎根，这是为什么？

其实很简单，因为长江流域所在的南方气温高、物种丰富，传染病也就更厉害。在找到有效防治传染病的办法之前，这种地方当然不适合人类定居。

在刚来到长江流域的时候，人民受到传染病的威胁如此之大，以致一年到头的辛勤劳作也最多能填饱肚子，哪有多余的东西供统治阶级开销。这也难怪，翻开史书，追溯历史，关于南方的记载多是瘴疠横行。

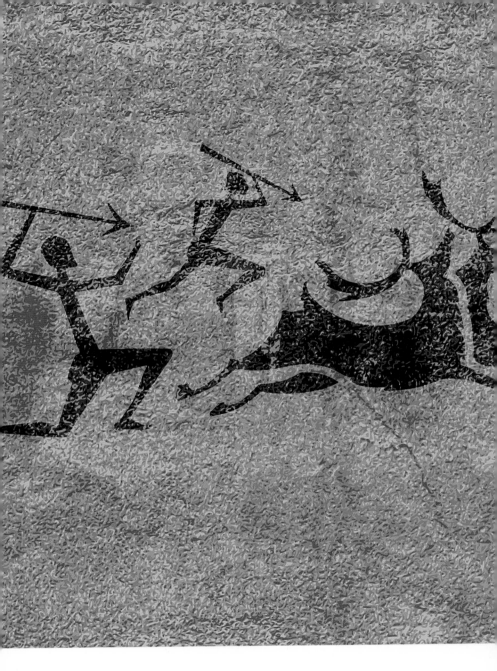

狩猎

耕种和定居

考古学家和人类学家以前最感兴趣的是在什么时候、什么地方出现了农耕生产，但是现在他们对于农耕生产是怎么产生的、为什么而产生才更感兴趣。我们不妨从人口这个角度来认识这个问题，人口问题是一个在任何研究人类历史的情况下都值得重视的问题。

正是因为原始社会的人越来越多，原有的采集、狩猎的生活方式不足以养活越来越多的人口，毕竟在食物链顶端的物种需要消耗更多的自然资源。为了不被饿死，人类从采集、狩猎生活逐渐转变为农耕、畜牧生活，食物的获取方式、生存环境等许多情况都发生了巨大的变化，由此带来的疾病和医疗状况自然也发生了巨大变化。

首先便是食物种类的减少带来了营养性疾病。在一万年之前，人类还处在采集和狩猎时代，人类和各种猿类没什么区别，都是看见什么就吃什么。今天逮着兔子了，就有肉吃，明天没有逮着兔子，就只能在树上摘点水果吃。这样的日子虽然是饥一顿饱一顿，令人没有安全感，但是在客观上使得人类的食物种类十分繁杂，反倒使摄入的营养要素更加均衡全面。

随着野生的禾本科植物被驯化和人工种植，人类逐渐驯化出了小麦、大麦和稻米等作物。有了稳定的食物来源，生产食物的周期变成了以年为单位计算。这样的改变固然可能使人类在自然界中生活得更加有底气，但是同时也使得人类的营养摄入变得局限，于是种种营养性疾病随之而来。

在采集和狩猎时代，人类的群落自然是没必要总是在一个地方住着，哪儿有吃的就去哪儿。但是种植了农作物后情况就不同了，猪牛羊可以赶着走，但是种在地里的庄稼是不会走路的，为了吃到这更容易获得的碳水化合物，人类自然就只能在一个地方守着这点庄稼了，于是出现了——定居。

定居虽然会给人类带来很多好处，但是也会带来一些问题，首先就是脏。

原始社会的人类没有什么关于环境卫生的概念，自然是把所有的生活垃圾扔在自己居所附近，这样就很容易造成生活环境的污染。人类从以前弄脏一个地方就离开，彻底变成了把一个地方弄得越来越脏。

这些垃圾不但会滋生细菌，而且还招来了人类长久以来的邻居——老鼠。当然，除了老鼠之外，各种寄生虫和小昆虫也喜欢这样的环境。

除了碳水化合物，人类还需要稳定的获得蛋白质的来源，狩猎、放羊、看家之类的活儿也需要驯化一些动物来帮忙，所以在这个过程中，人类逐渐驯化了狗、牛、山羊、绵羊、马和鸡、鸭、鹅等动物。以上这些为人类罹患各种人畜共患病提供了条件。

历史学家麦克尼尔在《瘟疫与人》一书中提供了一组被广为引用的数据：人与狗的共患疾病有65种，人与牛的共患疾病有50种，与绵羊和山羊有46种，与猪有42种，与马有35种，与各种家禽有26种。

这些动物和人类一起用粪便污染了水源，因为种了庄稼，所以人类又把各种粪便当成肥料施在农田里，进一步招来各种微生物和小昆虫。

如此一来，各种传染病自然也就拥有了良好的传播条件。

正如前面说过的，传染病流行的三要素是传染源、传播途径和易感人群。定居和畜牧带来了老鼠和各种小昆虫以及猪、羊、牛、狗，这些动物身上携带的微生物就是病原体。因为以上说的这一切都在人类的定居地点附近，随时可以有和人类接触的机会，这就构成了传播途径。种植粮食，饲养动物，食物来源充足，人口数量开始飞速增长，于是就有了足够规模的易感人群。

以上三要素同时满足，人类就和瘟疫更加纠缠不清，直到今天。

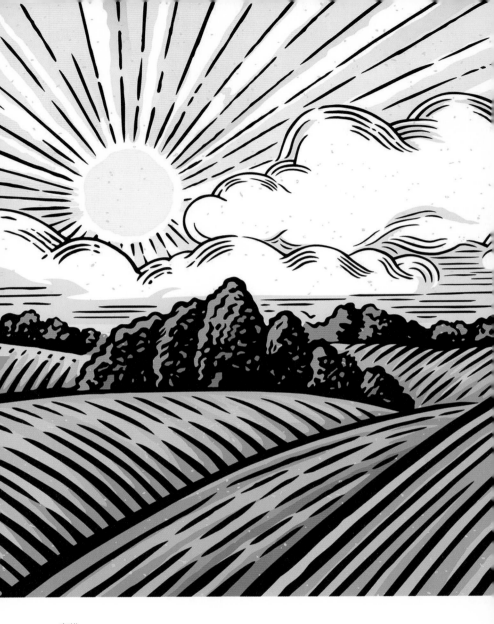

农耕

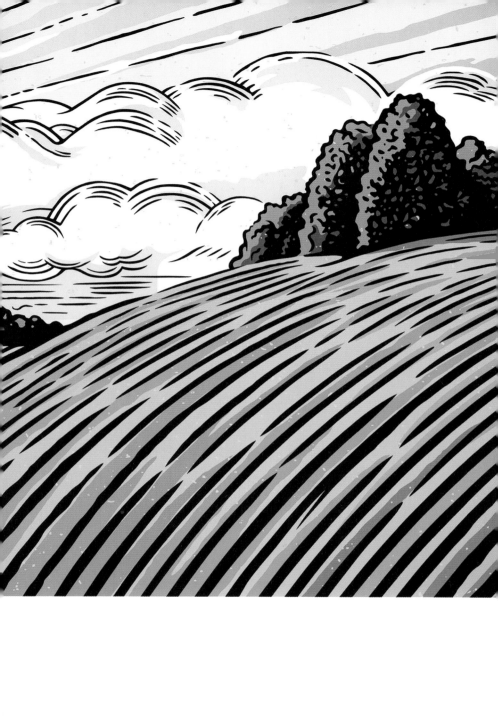

本能与经验

　　前文已经提到，疾病是远远早于人类产生的，这没什么可奇怪的。科学家在对古代动物的研究中发现，动物也会得病。可以想见，骨折一定是会有的了。除此之外，通过对恐龙化石的研究，科学家发现中生代的蛇颈龙曾患有骨膜炎、骨坏死、关节炎以及骨髓炎。第三纪中新世中曾经发现了患放线菌病的马，中生代的恐龙身上有血管瘤。这样的考古学发现简直不胜枚举。

　　那么医学是从什么时候才出现的呢?

　　前苏联生理学家巴甫洛夫曾经说过:"有了人类就有了医学活动。"

　　这句话是不是正确，取决于我们如何定义"医学"。

　　如果有人大腿骨折了，那医生一定会建议他"避免患肢负重"，如果猩猩的腿骨折了，它也会抬起患肢用其余的三条腿走路，这当然也算是一种治疗手段。

　　如此说来，是不是也可以这样理解——医学的产生甚至早于人类呢?

这个问题的解答其实不重要。我们只需要知道，人类在刚刚出现的时候，就已经保留了从动物时期带来的本能的对病痛的防范和治疗方法。

如果我们把这种最初的治疗手段也算作医学行为的话，那么可以将其称为本能医学。因为限于当时人类低下的认识能力，也就只能对这些简单的有着明显外因导致的疾病产生认识。这些外因所致的疾病往往是可以立即被认出来的，比如被掉下的石头砸断了腿、被锋利的树枝划破了手。原始人可以很直观地搞清楚这样的疾病是怎么引起的，于是逐渐积累了对于这些疾病的认识。比如这次手上破了口子，用舌头舔了几下，后来长好了，于是下次再划伤的时候还会再舔。这种本能的行为便演变成了经验的医学。

另一种说法是，因为原始人也弄不出什么可以称得上是"药"的东西，所以最早在饮食上进行的治疗尝试就是医学的雏形。这样说来，第一位医生应该是个厨子。

这个说法在我看来依然不重要。最早期的医学究竟是怎么来的，我们只需要知道它是来源于原始人最初的那点朴素的经验就可以了。值得重视的问题是，在原始社会里，由这些朴素经验得到的医学变成了什么样子。

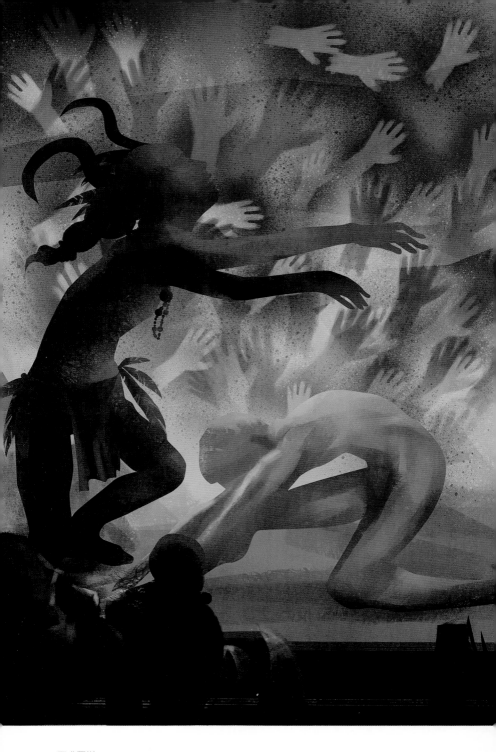

巫术医学

敬畏自然

在原始社会，人类没有掌控自己命运的力量，在自然界依然是非常渺小的，对于世界的认识也是非常幼稚的。

人类不仅对令人敬畏的自然感到无比的神秘，对自身的许多现象也有同样的感觉。这个时候，人类试图用自己那复杂头脑中的简单思维去理解世界。

被树枝划破了手很容易让原始人理解，但是怀孕、生孩子、孩子怎么就越长越大、自己怎么就衰老了、部落的老人怎么就死掉了……这些现象则不是原始人的感官所能理解的，于是就很自然地把这些"神秘现象"归结为是超自然的神的力量的驱动。

在这种思想的驱使下，人们将那些自己所不理解的关于疾病以及死亡的现象想象成是一些神秘的、对人体有危害的东西侵入了人体。这些神秘的东西被人类赋予了千奇百怪的内容，比如天上的星星、地上的猛兽以及恶魔等。

原始社会的医学观点认为，人体和疾病是截然分开的两种东西。也就是说，不管任何形式的治疗手段，只要把这些对人体有害的、造成疾病的东西驱除出人体，疾病自然就痊愈了。

因为依靠自己的力量赶不出去这些"外邪"，自然而然地便要借助那些神秘的力量，于是原始的经验医学就逐渐变成了巫术医学。了解原始社会的医学理念对于理解原始人的种种医疗行为是必需的。

其实细想的话，原始社会就出现的医学理念一直顽强地残存到了今天。如果细心观察的话，我们会发现身边有些人依然对疾病有这样的理解：所有的疾病只要治疗得当，就一定可以痊愈；如果没有痊愈，就是医生的无能和不负责任。

这样的想法毫无疑问来历久远，他们都认为"病"这个东西是一种独立的实体，治疗疾病的过程就是把"病"从人体中赶出去。他们基本不理解的一个问题是，许多疾病是人体本身出了差错，而不是什么"外邪"之类的侵袭。更何况有些外界因素所造成的疾病，即使治好了病，对人体依然会产生不可逆的影响。

然而，即便是在百万年后的今天，依然有许多人顽固地守着这样的理念，从这点似乎可以见证人类思维模式是如何被保存下来的。

原始人对于疾病有这样的理解，必然会在这样的理解之下形成相应的治疗体系。对于由明显外界因素导致的疾病，自然就是去除致病因素，比如手上扎了根刺觉得很疼，拔掉以后就不疼了；身上长了个大脓包，切开以后脓液流出就不疼了。对于不能明确致病因素的疾病，就需要求助于神秘主义的力量了，比如念个咒语、画个符篆、刺个文身之类。

对于有些人体的生理现象或者病理现象，明显会与自然界的现象产生一定的关联，人类于是便对神秘的自然更加敬畏，同时对人体的这些现象出现了迷信式的禁忌，比如月经。人们观察到月经是如此的有规律，但是又搞不清楚为什么月经会产生这样的规律，结果在各个民族的文化之中都愚昧地认为月经具备种种污秽的功效。

对于药物的使用，部分是经验的积累，部分是巫术医学臆想般的发挥。

因为巫术医学在进行"治疗"的过程中治疗者总在负责与那些神灵沟通，于是他们逐渐也变得神秘起来，虽然其实这些神棍的祖师爷也完全不了解自己念的那些咒语、画的那些符箓究竟是以怎样的方式发挥作用（如果真的有作用的话），但是毫无疑问，被治疗者对此是深信不疑的。久而久之，在这一片巫术的世界中，神棍因为具备与神灵、天地沟通和治疗凡人的能力，逐渐地形成了一个特殊的阶层。这个阶层往往就是部落的酋长，或者是与酋长有着密切关系，他们共同形成了最早的统治阶层。

这个阶层中的巫术医学和神灵沟通技巧是用于统治的最有力武器，自然不可轻易外传，于是便逐渐成为了师徒口口相授的秘密，宗教和医学就这样一同流传。

所以人类的宗教史和医学史有着极为密切的联系，因为在防范邪祟这个方面，两者在原始社会是有相似之处的。但是当宗教一旦强大，有了自己完善的宗教仪式和传承之后，便在政治统治方面有了足够的掌控能力，于是医学就被从其中剔除出来，成为了一门知识。

一方面医学出身久远，兼之人民对它有不可或缺的需求，所以医学这门知识很受重视；另一方面，在19世纪之前的医学，能治的病不多，能治好的病更少，医学在漫长的时间里始终摆脱不了巫术迷信的束缚，所以始终经受着怀疑的目光。

医学这门知识就这样一路跌跌撞撞走来，回顾来路，所有的一切都可以追溯到那蒙昧的时代，若要看清医学的全貌，不得不从最初梳理。

错建因果

　　人类有一种本能，就是希望给自己所感知的现象找到一个可以被理解的理由。这本不是坏事，正是因为有这样的本能，人类才会有认识世界的动力。但是在原始社会，人类还缺乏正确认识世界的本领，结果将许多现象进行了错误的归因。迷信就是这么产生的，当人类发现自然界中的许多现象是自己所不理解的，于是就认为这个世界上有一种不可控力在操纵着这一切。

　　心理学中有一个流派叫做行为主义，这个流派的心理学家认为人的所有行为都是被强化的条件反射，包括迷信在内。这是什么意思呢？就好比说某人今天出门前摔了一跤，然后下午的时候捡了一百块钱，如果他心中想到了祸福相依的道理，觉得摔跤和捡钱之间存在着因果关系，那么他很可能会每天故意摔跤以期望再捡到钱。在这个故事里，捡钱就是对摔跤这件事的强化。

　　虽然大家一眼就能看出来，在这个故事里摔跤和捡钱本就是毫不相关的两件事，但是那仅仅是因为事情发生在别人身上。如果事情发生在自己身上，真不见得每个人都能看出来哦，比如世界杯上，许多著名的球星都有自己独特的祈求胜利的方式，比如吻草坪、戴护身符之类的，这些祈求有效吗？再比如有的学生考试之前，家人会去庙里烧香拜佛，这有用吗？

心理学家斯金纳曾经用鸽子做过这样一个试验以证实迷信的产生，或者说错误的因果关系是如何建立起来的：先找8只鸽子，然后饿它们几天。之后把鸽子放进一个箱子里，这个箱子内有玄机，里面有一个出食物的孔，每隔15秒钟便会从孔里掉出食物来。注意，不管鸽子在箱子里都干了些什么，每15秒都会有食物从孔里出来。

这个试验就是想看看鸽子在食物一定会掉出来的情况下，会不会把其他的事情与食物的出现建立因果关系。试验前我们就知道，不管鸽子把什么事当成了食物出现的原因，那一定都是错的。

结果如何呢？所有的鸽子都表现出了很强的时间观念，在每次出现食物之前都会出现各自独特的行为，并且其行为会因为食物出现这种强化措施而被固定下来。有的鸽子在箱子中逆时针转圈；有的鸽子反复地将头撞向箱子上方的一个角落；还有的鸽子的头和身体呈现出一种钟摆似的动作，它们头部前伸，并且从右到左大幅度地摇摆。也就是说，这些鸽子已经把自己的这些行为和食物出现这件事之间建立了错误的因果联系，它们都认为自己的这些动作可以导致食物出现。你们看，这群傻鸟变得迷信了。

好吧，世间的迷信行为其实大抵都是这个样子。在一次讲课时，我提高嗓门对学生们大喊了一声："听了今天这堂课的人都会死！"同学们一片哗然。可是，要知道人都逃不过生老病死的自然规律，每个人都会死啊，不管你听不听我的课。事实是听我的课和死亡之间并不存在什么因果关系，然而这种表述却让人产生了因果关系的联想。

当年一群探险家在图坦卡蒙法老的墓中发现了一行字"打扰法老安眠的人必将死亡"，他们便深信自己遭受了诅咒，许多人直到今天还在津津乐道。这不就是没能分清错误因果关系的典型例子么。

关于因果关系，还有一个需要注意的问题，就是相关性和因果关系是两回事。再举个例子，比如说某人昨天晚上从事了一项研究，发现随着他年龄的增长，全国的钢铁产量也随之增长。通过对数据的统计，发现这两者之间确实存在相关性。但这能说明某人的年龄和钢铁产量之间有什么因果关系吗？当然不能。事实是这两件事都和另一个因素有关——时间。

所以，我们在讨论许多根据统计学成果证实的相关性面前，要保持清醒的头脑，进一步思考一下其中是不是真的有依据可以证实其中的因果关系。

以上的道理说起来很简单，但这是以我们现在的眼光来看，在原始社会的人类可没有这样的认识。体现在医学当中，便是巫术医学占据了医学史上漫长的岁月。接下来，让我们看看那时的人们都用什么方法治病。

最早的手术

　　原初之民在建立基本的医学理论体系之前，甚至在制造出刀具之前，就已经迫不及待地拿起各种能拿到的锐器开始了手术的尝试。当然在那个年代也进行不了什么大规模的手术，能开展的无非就是脓肿的切开引流、浅表肿物的切除和颅骨钻环术等。

　　不是说只能进行一些小手术么，开颅的手术怎么能算是小手术呢，原始人真的开展了这种手术吗？

　　神奇的是，原始社会还真的开展了开颅手术。考古学家曾发掘出了许多带有规则圆孔的人类颅骨化石。最初这些颅骨上的洞让考古学家困惑了好久，他们猜测这些规则的圆孔可能是武器造成的穿刺伤、食肉动物造成的致命伤、死亡后的宗教仪式、土葬之后甲虫的侵食等原因造成的。

　　但是在一些带有钻孔痕迹的颅骨化石上，可以看到孔的边缘已经变得圆钝，这说明这个颅骨的主人在承受了这样的创伤之后依然受到了良好的照顾，并且存活了一段时间。这样的证据使得考古学家们猜测这些圆孔实际上是一些医疗活动留下的痕迹。

史前的"外科医生"采用了三种不同的钻孔方式。

一种是用尖锐的石头于选定区域反复刻画出一道弧形或圆形的沟,当这道沟足够深的时候,这块颅骨就可以被取下。在秘鲁,采取了类似邮票边缘打孔以利撕开的方式,在一个圆形的小区域间断地钻出一系列小孔,然后用锐器将这些小孔围成的圆骨片撬下来。

病人或许会将这些骨片当做护身符佩戴起来,以祈求免受病魔侵袭。这样的习俗在其他文明中也有所保留,比如在我国西藏,难产而死的妇女的骨头会被制成饰品,当地人认为这样可以洗清她的罪孽。

另一种方式是钻环术的缩减版本,只在颅骨上刻出深浅不同的沟槽,而不除去骨片。

第三种方式则是在颅骨上留下特殊的记号,这被称作是"前顶残缺"。先是在头皮上做一个"T"形或"L"形的切口,暴露出颅骨之后,用浸过沸油的绳子在其上烫下印记。

虽然有些人在为原始人即能开展开颅手术赞叹不已,但是我们依然需要用理性的观念去认识这些外科手术的萌芽。前文已经提到过,原始社会的医学理念是"外邪入侵",而并不可能知道什么叫硬膜外血肿、什么叫硬膜下血肿。这些钻颅手术开展的理论基础不是解剖学,更不是神经外科学,而是巫术理念,是试图打开脑袋,驱逐其中的恶魔,从而达到治疗的目的。

这种手术不是对病人的治疗,而是对病人的折磨。由于接受这种手术的多是女性,所以这些手术是一种宗教行为的可能性甚至高过医学行为。换句话说,接受这种手术的人未必是真的"病人",而很可能是一些宗教仪式的受害者。

在那个年代，除了这样残忍的钻孔术之外，还有同样残忍的生殖器毁损术，比如包皮环切术、外尿道切除术。这样极端不人道的活动至今依然在一些宗教统治的区域以"割礼"的形式存在着。

我们了解人的行为，必须要将具体的行为放在其所处的时代下认识，不能因为后世在其愚昧行为中找到了一点点合理的理由，就去说进行这种行为的人有超越时代的智慧。比如现代医学发现犹太女性罹患宫颈癌的几率较其他女性为低，是因为犹太男性进行了包皮环切术，所以犹太女性感染HPV的几率比其他民族女性低。但是依然不能因此而说犹太人在最初开展这项技术的时候是出于预防疾病的目的。这项技术最初的开展是出自于宗教目的。

更有趣的例子是非洲有些民族中会在伤口上敷蛇头和蚂蚁卵的混合物促进伤口愈合，现代科学发现蚂蚁卵中含有甲醛，在一定程度上确实可以起到消毒的作用。但这就能说原始社会的仪式不荒唐了吗，当然不是。在原始医学的外敷药物中或许也会存在有效成分，比如黑麦粉末中的麦角碱，但是总体来说原始社会药物的使用象征意义大过实际价值。

非洲、印度和美洲的一些地区发现了另一种封闭伤口的方法，这种方法使用特殊的蚂蚁或白蚁，让蚂蚁咬住伤口，然后掰掉它的身子，这样残存的蚂蚁颚就成为缝合固定的装置。

不管原始社会的手术有多少有效的技术成分在其中，但是其理念源自原始愚昧的巫术，接受此种治疗而不死的人，只能说运气不错。

了解原始社会的医学理念并非没有用处，事实上对于认识我们现在的自己很有帮助。

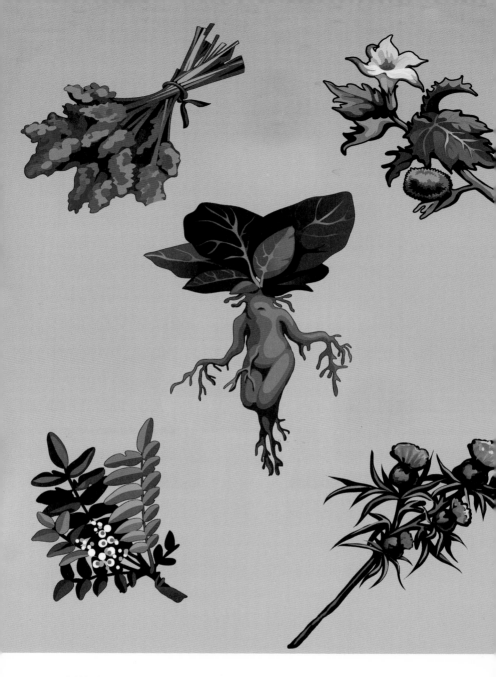

本草与药物

尝百草

  动植物药材的使用有一部分是基于经验医学，是原始人类在摸索之中总结出来的规律，有些草吃了以后确实可以解热镇痛，有些草吃了则会死人，这些教训都是在漫长的时间中摸索总结出来的。但是正如前文所说，原始人的概念里建立了许多错误的因果联系，在药物的选择及使用中表现得十分明显。比如说有的植物花开了以后长得像眼睛，于是原始人就说这个东西能治疗眼疾；患黄疸的病人全身皮肤会发黄，于是原始人就认为开黄色花朵的植物可以治疗黄疸。

  这些想法逐渐形成了一种有趣的理论，大致可以理解为：依据自然界至高神灵的意志，在每种可以导致疾病的因素之旁，都安排了可以作为解药的东西去治愈疾病。不得不说人类在这个事情上的想法实在有点一厢情愿，大自然根本对人类没有那么特殊的感情，但是这并不妨碍这种思维方式长久地存在于我们的头脑里。

  关于类似的故事，中国老百姓最熟悉的自然就是《神雕侠侣》里面杨过在绝情谷中的遭遇了。当杨过身中情花的奇毒，而唯一有效的解药——绝情丹被全部毁掉的时候，一灯大师的师弟说"凡是毒药生长的地方，附近必有解药。"这不正是这种有趣理论的再现么，于是他找到了断肠草这味神奇的药材，果然救了杨过的性命。当然，读者都清楚地知道小说是虚构的，这样寻找药物的方式并不那么让人心安。

然而这个学说也并非一无是处，英国的斯通牧师（Reverend Edward Stone）深信污浊的瘴气会导致瘟疫传播，而瘟疫会让人发热，那么水雾多的地方一定就有治疗发热的药物，于是他剥下水边柳树的树皮，烘干并磨成粉末，结果发现柳树皮确实具有解热镇痛的效果。后来科学家在柳树皮里发现了水杨酸，进而合成了阿司匹林。不过问题是，按照这个学说，世间的万物都可以成为药物，但是真正有效的却凤毛麟角，如果真的依照这样的理论去寻找药物的话，只怕还需要无比的运气了。

除了这个想法之外，原始社会的人们坚定地相信自己是受到神灵宠爱的物种，所以凡是跟自己或者自己的一部分长得相似的东西，都是神灵给予的恩赐，都是可以入药的。按照这种理论，巫医们在自然界中开始了辛勤地寻找，当他们发现何首乌、人参和曼德拉草的时候，顿时就精神百倍，这几种长的活似小人儿的植物莫非就是大自然赐予我们的神药？于是这几种酷似人形的植物就被人为地赋予了强大的药效。

曼德拉草是种从现实穿越到魔幻的有趣药物，哈利·波特在霍格沃茨的魔药学课上就曾经学习过它。它在魔法的世界里声名赫赫，传说普罗米修斯因为盗取火种被宙斯惩罚，囚禁在高加索山上，一只老鹰每天啄食他的肝脏。而他肝脏的汁液滴落在大地之上，就长出了曼德拉草，所以这种植物也被叫做"普罗米修斯草"。

因为曼德拉草的根长得很像个小人儿，所以在中世纪，人们认为它有神奇的魔力，谁能够拥有它，谁就可以获得幸福和财富。但是挖取曼德拉草的时候却又危险重重，传说在挖出曼德拉草的时候，它会发出阵阵尖叫，如果听见这种声音就会让人死亡。所以人们会让狗把曼德拉草从土里拽出来，而自己戴着耳塞远远地躲着。这些知识想必大家都已经和哈利·波特一起学习过了。

对于这样的理论，其实有个衍生出来的问题长久以来一直让我困惑不已。如果因为核桃长得像脑子所以补脑、蚕豆长得像肾所以补肾，那么黄瓜、丝瓜、胡萝卜理所当然应该可以壮阳的啊，它们到底哪一点被人看不起，所以一直没有入药呢？

除此之外，在原始社会就被广泛应用的药物里，还有一个重要的类别，那就是粪便。说来也不奇怪，使用粪便这种污秽的东西最初还是为了驱逐病人体内的邪魔，在医学的历史中，粪便的使用一直延续到了非常晚近的时期。在中世纪，欧洲的医生会用粪便涂抹在患者的伤口上。英国国王查尔斯二世在临终抢救的过程中就被医生使用了大量的粪便。

有趣的是，在今天的医疗实践中，有时我们依然还能见到粪便的使用，不知道您见过或听过没有？

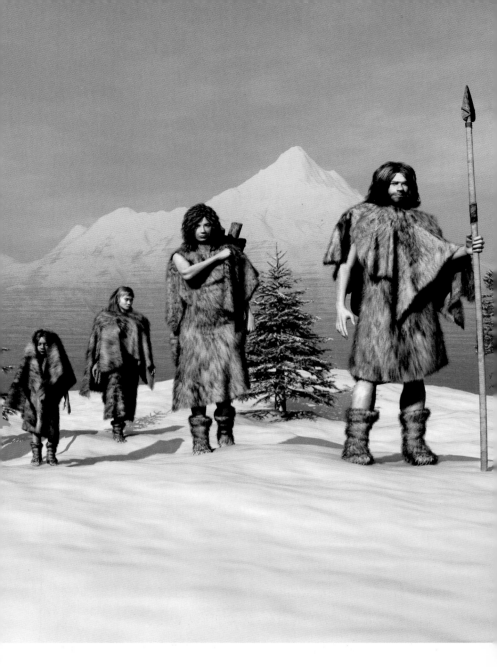

远古人类

冰人与文身

现代人如何了解古代人的疾病、健康和医疗状况，这就需要考古学和病理学的协作，于是一门叫做"古病理学"的学科就应运而生了。古病理学就是用磁共振、CT、X线等现代医疗技术手段去研究古人的尸体，从而让这个年代的科学家得以了解远古时代的种种情由。于是这些充满好奇心的科学家把目光投向了各式各样古代的遗迹，比如古人的尸体、骨骼、牙齿等。除此之外的二手资料，如工艺品、手工艺品也同样珍贵无比，它们也提供了大量的古代医学资料。

现代科学家可以在古代人的遗体和遗物中辨认出为数众多的疾病，但是更多的疾病无法在骨骼化石上留下痕迹。不过结核病、雅司病、梅毒和一些真菌感染却可以做到，大约1%～2%的结核病病人有骨骼的损伤。先天性梅毒则可以造成梅毒性门齿缺失，而为大家所熟知的麻风则会导致全身多处的骨骼损伤。

除了这些传染性疾病之外，外伤所致的疾病自然也是非常常见的。骨折、脱臼、截肢、穿透伤、骨刺、血凝块钙化等情况也非常常见。在科学家对于化石的研究中也发现了大量的箭头和长矛损伤各处骨骼的痕迹，不过镶嵌在骨骼中的武器残留是极其罕见的，这可能是因为在治疗的过程中被拔了出来。不过在远古年代的医疗条件下，可以想象，拔出这些武器是个非常危险的行为。

好奇的古病理学家们研究了大量的埃及木乃伊和欧洲的泥炭沼泽人，但在他们眼中，最大的明星另有其人，这个人就是"冰人奥兹"。

故事发生在1991年，德国人西蒙（Helmut Simon）带着老婆去了奥地利与意大利交界的阿尔卑斯山脉的奥兹山谷度假。在那里这对夫妻意外地发现了一具尸体，自然是吓了一跳，他们当时以为这是一个死去时间并不长的探险家，于是第一时间将情况报告给了当地的有关部门。

有关部门也没觉得这具尸体有什么稀奇，同样也和西蒙夫妇一样认为这具尸体不过是某个未结失踪案的倒霉的主角。这样的案子没什么花边新闻，没什么油水，所以难以引起人们的注意，有关部门自然也是相当不积极，在西蒙夫妇报案之后甚至没有及时地去保护这具尸体，这位古病理学界未来的大明星就这样被继续在山上扔了好几天。

终于，总算有人来管这个事儿了，可是因为当时还不知道这具尸体有多大来头，来看他的人不是古病理学家，而是一位法医。法医粗略地估计了一下这具尸体的死亡时间，大约是500年，于是更加没有兴致了，毕竟，法医更关心新鲜的尸体。之后，这位满心不高兴的法医把这具尸体带回去研究了一下，意外地发现这具尸体的死亡时间居然不是500年前，而是大约5000年前，于是便把这具尸体转交给了古病理学家。

经过古病理学家的研究，这具尸体成为了考古界的明星。因为他是在奥兹（Otzi）山谷被发现的，于是被命名为奥兹，而且还得了"冰人"这个绰号。从他被发现的那年开始，许多科学家都对他进行了大量的研究，同时，发现他的时期正是自然科学飞速发展的时期，这就导致了对于奥兹的健康、饮食、籍贯和死亡原因的观点不断地发生着变化。科学家和奥兹之间的故事充满了传奇色彩。

开始，古病理学家以为奥兹是死于阿尔卑斯山的暴风雪，这当然是最容易被想到的原因了，毕竟即使是在有现代登山装备的情况下，登山运动员也经常出现这样的意外，更何况是几千年之前了。但是也有人认为奥兹是死于某种宗教祭祀活动，这也不奇怪，毕竟在原始社会里活人生祭的事情并不少见。

奥兹的死因迟迟才被认识的原因之一，是因为刚发现奥兹的9年时间里，因为怕腐烂，所以奥兹常年被保存在冰柜里，每个月解冻一次，研究20分钟之后再重新被冷冻起来。这样的频率自然无法对奥兹进行充分研究。直到2000年，研究人员才把奥兹彻底解冻。

到了2006年，研究终于有了新的重大发现：奥兹是死于谋杀。因为最早发现奥兹的时候没有对他有太多的重视，奥兹那已经在山中经历了5300年风霜的破衣服在搬运的过程中遭到了损坏，以至于直到在发现他15年之后，才有研究人员发现，在奥兹衣服的肩部有一个洞，顺着衣服上的这个洞，古病理学家发现了一个之前未被重视的伤口，并认为一支箭头穿透了他的左侧锁骨下动脉。

2007年，瑞士和意大利的研究人员共同研究了奥兹的尸体，确认了2006年的结论。那就是箭头穿透了奥兹的左侧锁骨下动脉，引起失血性休克并最终导致死亡。进一步的研究还发现奥兹身上不仅有自己的血，还有别人的血，这说明他要么是曾经近身肉搏过，要么就是曾经用自己的左肩扛过其他受伤的人。看来，奥兹就是继《圣经》中讲到的该隐谋杀亚伯之后，人类所知道的最早的谋杀了。

通过对奥兹胃里食物残渣的研究发现，其中存在6种苔藓。苔藓这种东西是非常不好吃的，为什么奥兹的胃里会有这么多这样难吃的东西呢？

科学家认为，一个原因是苔藓是用来包裹其他食物的，随着吃别的好吃的东西，苔藓就顺带着吃进去了；另一个原因则是有些苔藓是用来处理伤口的，因为原始人不洗手，所以在伤口上敷了苔藓之后再吃东西，自然也就可能把这些苔藓顺带吃进去。

对于奥兹胃里食物残渣的研究还让我们知道，在那个年代的文明中，对于草药的应用对各个文明而言都是一样的。除了对于死亡原因的研究之外，奥兹的尸体还提供了大量的当时的医疗信息，比如他的体内有鞭虫，这是一种在各个历史时期、各个人类文明中流行的肠道寄生虫。

奥兹的身上还有非常有趣的东西，那就是文身。在奥兹的身上一共有57处碳文身，都是一些简单的线条和黑点，大部分分布在他的脊柱下端、膝部和肘部。这些都是关节的位置，X线检查发现奥兹凡是有文身的部位都患有关节炎，这就使人不得不想到，这些文身的使用和疾病有直接的联系。但是在原始社会里，这样的治疗方式毫无疑问依然是和巫术医学密切相关的。

事实上，在目前的医疗中，文身不仅早就和医学彻底分家，甚至已站到了医学的对立面。在艺术家和文身爱好者眼中，文身是一种漂亮的物件。但是在医生眼中，文身意味着管理不严格的侵入性操作带来的传染病（如肝炎）的风险，以及严重的继发感染。所以，从健康的角度讲，还是尽量远离文身，即便它看起来很漂亮。

冰人奥兹对后世还有一项奇怪的影响，那就是对于奥兹鞋子的研究。在那样寒冷的高山环境下行动，奥兹的鞋子一定有着良好的保暖、防滑、轻便的属性。时尚界的敏感性是紧跟在科学界脚步之后的，在对奥兹的鞋子研究之后，有商家觉得这是个很好的卖点，于是真的创造了以"奥兹"的名字命名的鞋子品牌。

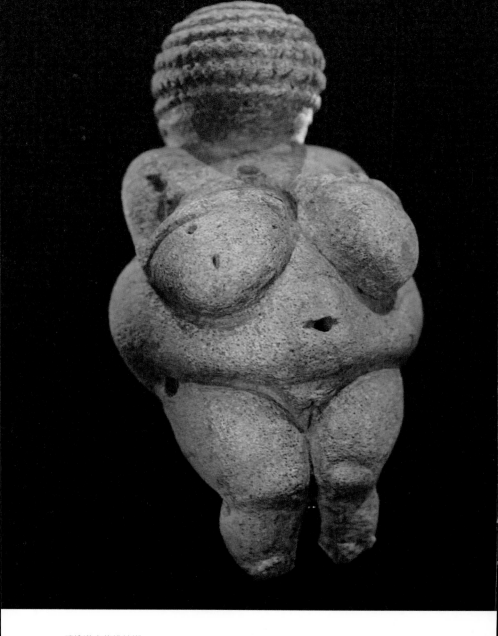

威伦道夫的维纳斯

生殖崇拜

在自然界中，一个物种想要延续下去，必要的种群数量是必备条件。就每个物种而言，都在拼命增加自己的种群数量。人类自然也不例外，于是人类就逐渐出现了生殖崇拜。这种崇拜一直延续到今天。生殖崇拜可以分成两个部分：生殖器崇拜和多子崇拜。

生殖器崇拜在早期还有女性生殖器崇拜，但是随着母系氏族社会向父系氏族社会的转变，迅速地被男性生殖器崇拜所取代。

最著名的女性生殖器崇拜的文物自然就是威伦道夫的维纳斯（Venus of Willendorf）了。这个出土于奥地利的小雕像不大，只有11厘米高，脑袋上全是佛陀一般的卷毛，面目不清，胳膊更是几乎被省略掉了。雕像脚丫纤细，有人因此猜测这是为了方便把这个雕像随时插在泥土之中膜拜。

整个雕像上最令人注目的自然就是那对硕大的乳房了，正因于此，这个雕像才被解读为生殖崇拜的遗产。但是，除了乳房之外，这个雕像的腹部和股部同样肥硕粗壮，所以也有一种解释说，这个雕像制作的时间是距现在一万多年前，那时候还是旧石器时代，人类对于食物的获取还不是十分充裕，所以胖子很少甚至没有，故而人们觉得胖是一种美的表现。

如果说这个雕像是为了显示以胖为美的理念，我们就需要在考虑一下人眼中的美是什么。其实对美的追求依然是源自于性选择：雌鸟会选择毛色更鲜艳的雄鸟，因为这预示着对寄生虫更强的抵抗力；女人选择更强壮的男人是因为这意味着可以得到更好的保护，而且这个男人会带来更多的食物；男人选择臀部更宽大的女人则是因为骨盆宽的女性顺利生育后代的几率更高。好吧，对于人类形态之美的追求依然是源自于性，那么对于这尊雕像而言，就算雕刻它的初衷是为了宣扬以胖为美的态度，但终究还是源自对于性的追求。总之，说这尊雕像源自生殖崇拜是恰当的。

女性生殖器崇拜的数量远远不及男性生殖器崇拜。女生维纳斯全裸着出生在爱琴海的浪花中，乍一看好像是女性生殖器崇拜，但是这个故事并非如此。混沌之中诞生的天神乌拉诺斯和地母盖亚一起生了好多孩子，其中一个名叫克罗诺斯的孩子在母亲盖亚的怂恿之下，用一把镰刀阉割了自己的父亲乌拉诺斯，并把他的生殖器扔到了爱琴海中，它在水中漂来飘去，变成了一个雪白的水泡，等水泡破掉的时候，里面诞生了一位美丽的姑娘——这就是维纳斯，也就是希腊神话中的阿芙洛狄忒（Aphrodite）。

这样的生殖崇拜在各个文明中都是存在的，中国红山文化中的玉璧，就是明显的女性外生殖器的样子，而且还不断变化，最后就变成了一个葫芦样，显得隐晦了许多。

男性生殖器崇拜的例子就实在是太多了，并且延续到了今天，比如韩国济州岛的石头爷爷，广受游客喜爱，据说韩国的新婚夫妇都要到这个地方来摸摸石头爷爷的脑袋以祈求多子多福。它的外形就明显是生殖崇拜的遗存。

吴哥窟的生殖器崇拜雕像就更加有气势了，不像其他文明以个头大取胜，而是靠数量多取胜。整条河道里都刻满了叫"林迦"的东西，形成了著名的"千林迦河"。传说印度教里的毁灭之神湿婆神的老婆死了，湿婆神十分空虚，于是就跑到喜马拉雅山脚下勾引别的神的老婆，别的神自然不高兴，就下了诅咒让湿婆神的阴茎掉了下来。

但是湿婆神可是法力强大的毁灭之神，于是施法让诅咒他的神灵的阴茎也全掉了下来。其他的神灵为了得到湿婆神的宽恕，按湿婆神的阴茎雕刻"林迦"加以膜拜，后世人也保持了这个膜拜大神的传统，于是在河道里刻满了这个东西。这样一来，这条河里的水就全是"圣水"了。

当然，到了现代社会里，如此明目张胆的生殖器崇拜几乎全部消失了，取而代之的是较为隐晦的形式，比如柱状的垃圾桶、埃菲尔铁塔等一切柱状的装饰物几乎都可以认为是男性生殖器崇拜的遗存。

不过凡事总有例外，有些地方就把这种崇拜堂而皇之地保存到了今天，比如日本。日本有一个传统的活动叫做"丰年祭"，到了祭祀的日子，就会有人从寺庙里抬出木质的大神像。没错，这个神像就是一个硕大的阴茎，长达7米，直径1米。这一天里，不管男女老幼都手捧或佩戴各种阴茎形象的饰物，以祈求五谷丰登、多子多福。

所谓好事成双，既然有奇异的丰年祭，自然有和它相对应的祭祀活动，这就是日本爱知县的"姬宫祭"。这个和丰年祭差不多，不过祭祀的是女性生殖器罢了。

其实生殖器崇拜是为了多子崇拜服务的，因为生殖崇拜的根本还是要鼓励人类使劲生孩子，增加自己种群数量的一种文化传承。多子崇拜比生殖器崇拜在直观感受上少了许多关于性的禁忌，所以在文化的传承之中被保存的比较多。

比如《诗经》里《芣苢》一篇，以前一直被解读为是歌颂热闹的劳动场面的诗歌。直到闻一多先生对其进行了全新的解读，芣苢就是车前草，祖国大地到处都有，也可以写成"芣苢"。"芣苢"古时本字是"不以"。"不以"也是今字"胚胎"的本字。"芣苢"即是"胚胎"。芣苢的籽特别多，所以《芣苢》这首诗所描述的场景其实是满山的姑娘在采摘芣苢，同时也是祈求多子的一种活动。好吧，原来诗歌也是生殖崇拜的一种，不过比日本的丰年祭和姫宫祭显得斯文和隐晦了许多。

有芣苢这个好传统，中国人自然是把各种籽多的植物都当成是多子多福的象征。比如花生，一丛花生刨出来就是一大把，所以即便是在现在的婚礼上，人们还会往新房的床上撒花生，祝福两位新人使劲生，也不管这对新人到底有没有打算要孩子。和花生一起做伴的自然就是大家非常熟悉的枣、栗子组合了，谐音"早立子"，也是代表了一种美好的祝愿。

还有一种常见的多籽植物也有同样的含义，只是大家不太注意。这个东西就是花椒。《长恨歌》里有这样一句"梨园弟子白发新，椒房阿监青娥老"，什么是椒房呢？汉朝皇后住的宫殿叫做椒房殿，里面的墙壁使用花椒树的花朵所制成的粉末进行粉刷，取花椒"温、香、多子"的意思。《长恨歌》一开始就是假托汉朝皇帝"汉皇重色思倾国"，所以说到杨玉环住的地方自然也是以汉朝皇后的居所来称呼了。

生殖崇拜是自从原始社会时就已经出现的文化传统，一直到今天还顽强地存在着。这种传统无法彻底断绝，因为它源自于人类的自然属性，源自于一个物种存在的原动力。就让它存在着吧，因为说到底，其实它的存在对我们还算是有好处的。

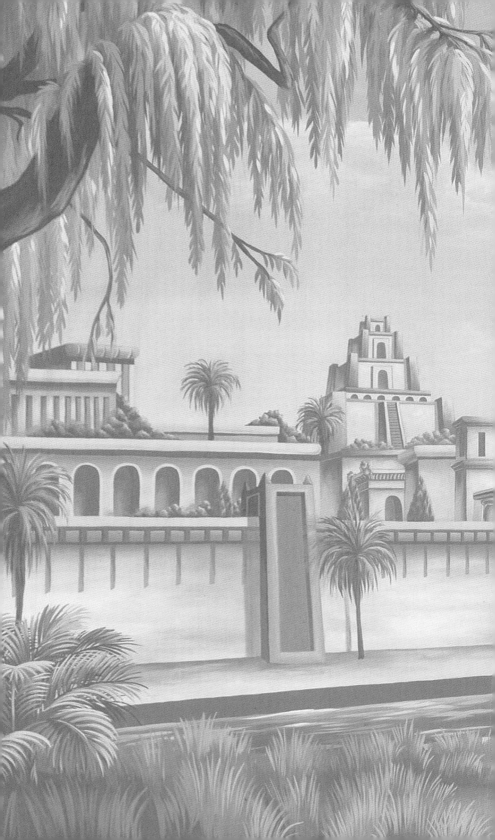

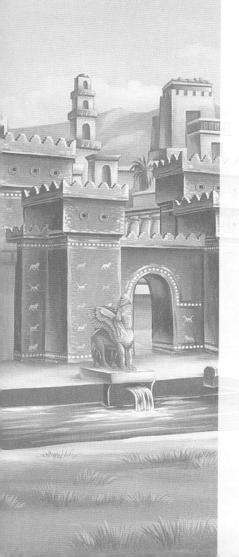
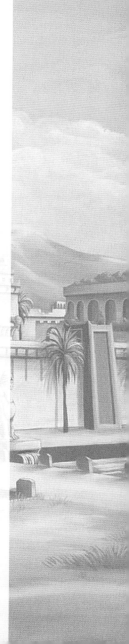

爱在西
元前

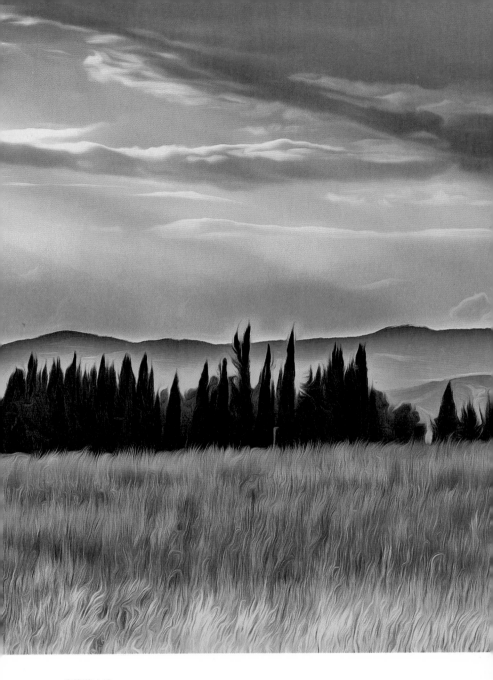

富饶的土地

最初的富饶土地

欧美文明，与其说是起源于克里特、希腊、罗马，不如说是起源于近东。因为事实上，"雅利安人"并没有创造什么文明，他们的文明来自巴比伦和埃及。希腊文明世所称羡，然究其实际，其文明之绝大部分皆来自个近东城市。

——Will Durant

前文提到，迫于人口的压力，人类开始驯化植物，使之成为可耕种的农作物。因为种植了庄稼，人类就无法再过浪迹天涯四海为家的生活，只能守在这块长庄稼的土地上，于是开始了定居生活。

那么问题就来了，哪里适合定居呢，自然是适合种庄稼的地方。

所以，早期的人类就这样来到了最适合种庄稼的地方，也就是大江大河所形成的冲积平原上。

第一组人类文明所出现的地方并不是偶然的，都是在冲积平原上，包括黄河流域、尼罗河流域、印度河流域和我们现在正在讨论的这块土地——美索不达米亚平原。这个地方是由幼发拉底河和底格里斯河冲积形成的，美索不达米亚的意思就是"河流之间的土地"。

幼发拉底河和底格里斯河是非常有名的河流，在《圣经》中记载，这两条河是从伊甸园里流出来的。它们共同包围形成了一块新月形的土地，这是一块幸运的土地，它是上帝许诺犹太人建立国家的"应许之地"；同时这也是块不幸的土地，因为周围没有绵延的群山作为屏障，所以这里无险可守，几千年来一直战火不断，直到今天。

人类有记载的历史不过6000年左右，其中一半时间主要的活动中心是近东地区。近东是一个比较模糊的概念，一般来说是指现在的俄罗斯南部、阿富汗西部的亚洲西南部地区，有的时候埃及也会被划分在这个概念里。

近东地区最早的文明起源地就是美索不达米亚平原。近东地区的历史，就是闪族人和非闪族人的斗争史。考古学的研究已经让我们知道，非洲是人类的摇篮，那么近东地区就是人类的幼儿园。在这里，人类创造了最早期的文明，使自己与其他动物彻底地区分开来。

早期在这块土地上繁衍生息的民族叫做苏美尔人，他们定居于此，开始了农耕生活。农耕对于自然资料最大的需求自然就是水了，而对幼发拉底河和底格里斯河这样的大河水资源的分配调度，需要远比原始社会更为完善的管理制度，也需要管理中心的出现。在这种动力之下，掌权之人也定下了自己的行止之所，于是城市就形成了。

　　早在公元前4000年左右的时候，苏美尔人就已经开始挖掘沟渠，兴建水利设施以灌溉土地。公元前2300年前，苏美尔人就已经形成了成熟的文明，他们根据传说写出了创世、乐园和洪水泛滥的传说故事。

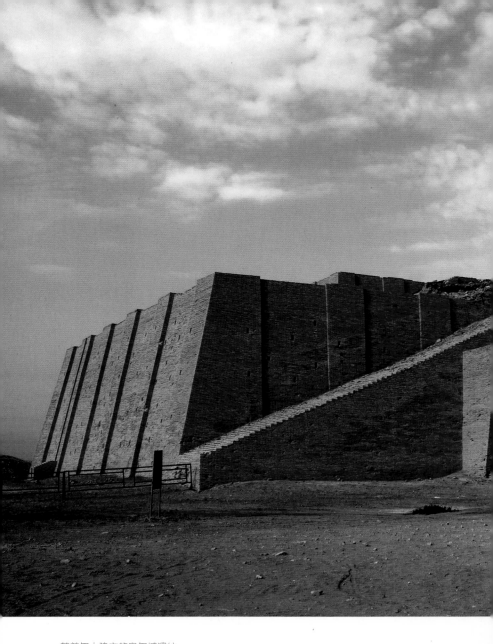

苏美尔人建立的乌尔城遗址

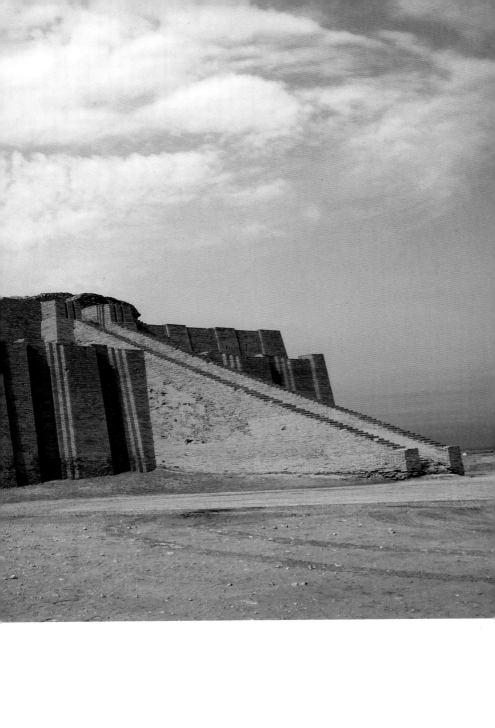

苏美尔人的辉煌与灭亡

苏美尔人是一个坦率而可爱的民族，在发动战争的时候不需要诸多冠冕堂皇的借口，而是直白地宣称："我要你那片土地""我要你那批粮食"之类的话。曾经有一位国王更是在宣战时这样说道："我要你的银矿，我要你的绿玉，因为，银矿可以使我生活得更舒适，绿玉用来刻像可令我死后不朽。"

苏美尔人的国家虽然被巴比伦占领，但是他们的文明却继续长久地影响了埃及和巴比伦。比如从埃及的文字看，越是古老，就越和闪族人的文字相似，埃及在建国之前采用的文字和苏美尔文字几乎毫无差别。埃及人所使用的圆形印章更是与苏美尔人的印章一模一样。埃及人所使用的陶器转盘也是随着马车、战车一起，从美索不达米亚平原运来的。

事实上，苏美尔文明的许多方面都是人类文明的开创者，比如建立国家、开创灌溉技术、使用文字、颁布法典、建立学校和图书馆、建设宫室庙宇、使用金银货币、建立信用制度、发明圆柱和拱门、修建塑像及雕塑。

当然，除了这些美好的东西之外，他们也最早建立了奴隶制度、开创了宗教的统治以及发动侵略战争。

北方的巴比伦出现了汉谟拉比大帝，他先后消灭了许多国家，建立了一个空前的大帝国，从此在历史舞台上便再也没有了苏美尔人的声音。此后的美索不达米亚平原经历了许多个世纪，直到被波斯帝国占领之前，一直是闪族人的天下。

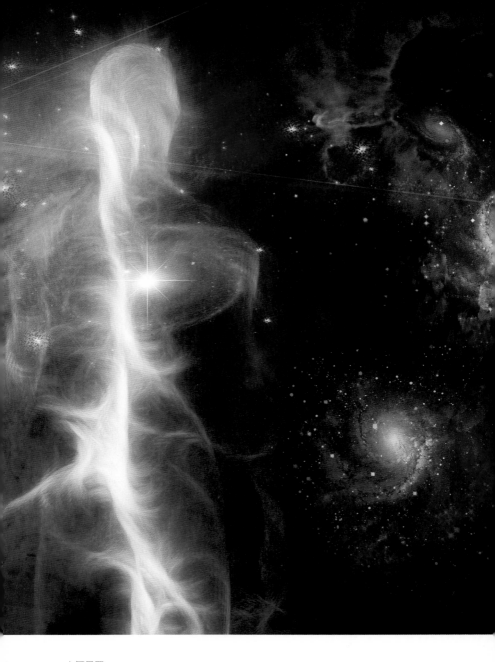

人与星辰

苏美尔的医学

对苏美尔人的医学理念有所了解是个很困难的事情，不仅仅是因为这个文明的年代过于久远，更是因为它的医学知识被之后征服它的民族所吸收，很难辨清最初的本末由来。不过我们可以知道的是，早在公元前4000年，南美索不达米亚人就已经开始形成系统的医学思想。

那时的文明与大自然十分贴近，不断地在观察着自然界的生老病死，也观察到了人类自身与自然界的密切关系。于是不可避免地产生了人与自然一致的观念，同时也产生了人死后可以再生以及生命会变成另外一种形式的思想。

这样的思想在医学上的体现就是——人体的一切现象都和自然界的现象一致。这样的思想将占星术和医学联系在了一起，这也是巫术医学的特点。

苏美尔人认为，人出生时的星象会影响这个人一生的运气，如果星辰不按正常的轨迹运行，那么就是上天给予人类的某种预兆。和这个观点类似的是，如果人在出生的时候有什么异常的现象，也被解释为一种重要的预兆，比如各种怪胎都被认为是不吉利的。

苏美尔人的医学基本都是巫术医学。他们认为血液是人体内重要物质的运输者，这倒没错。他们还认为肝脏是藏血的器官，所以极其重要，这也没错。但是，他们依据肝脏重要这一理念衍生出来的手段却是占卜。

和古代中国人遇到大事都会找块龟甲或者牛肩胛骨烧一烧，然后根据裂纹预言吉凶一样，苏美尔人遇到事儿了会找一只小动物，比如鸡或者羊，宰掉后观察小动物的肝脏是什么样子，根据肝脏的形状、大小或者任何一种可能的异常情况进行预言。

这种概念对后世的影响非常大，尤其是伊特鲁利亚人，而亚述－巴比伦医学中对此更是全盘接收。在《圣经》的《以西结书》中有这样的记载：

"因为巴比伦王站在岔路那里，在两条路口上要占卜。他摇签求问神象，查看牺牲的肝脏。"

主管思维的器官，苏美尔不认为是脑子，而是耳朵。至于之后的诸多文明都十分重视的呼吸，则被苏美尔人无视了，甚至没有为"呼吸"专门造一个单词来代表它。

当然，苏美尔人提出了在医学史上一个十分重要的理念，那就是体液。他们认为，体液在人体的正确运行是保证人体健康的基础，如果体液的运行出了问题，那么人就会得病。所以，他们由此产生的"生命的延续是血液在营养物质的支持之下而再生"的理念也就不足为奇了。

在这样的理念之下，医疗自然只能采取一些经由观察而得的简单而行之有效的手法，比如沐浴、冷敷、热敷之类。

这些简单有效的方法大多也都在迷信的外衣之下施行，被作为祈祷、献祭仪式的一部分。所以在有些治疗过程中，医生会毫无根据地把病人捆起来，而有的治疗方法则需要在地上撒一把麦粒，让病人一个个地捡起来。

正是因为这样的神秘主义色彩，苏美尔人对于梦的解读十分感兴趣，考古学家发现了40多片记载解梦的陶片，其中还记载了一些关于如何抵制噩梦影响的药方。

苏美尔人的医生被称作阿苏（a-zu），意思是了解水性的人。关于这个名字的由来，想想以下几个因素的关联便容易理解了：血液和水都是液体；上文所述的治疗方法多为沐浴、冷敷之类；治疗多与献祭活动同时进行，如海洋女神埃阿（Ea）……从中可以看出，在苏美尔人的医疗中，水占有了多么高的地位。

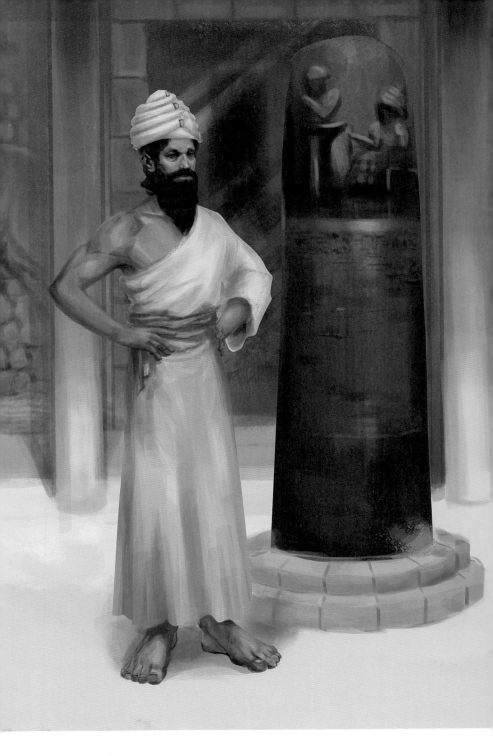

汉谟拉比法典

汉谟拉比法典

今天我们所能看到的幼发拉底河畔的一片荒丘，曾是一个富强古国的首都。巴比伦人创造了天文学，发展了医学，建立了语言学。这里的数学、物理学和哲学传到了希腊，神学深深地影响了犹太人，建筑学则被阿拉伯人学去并以之影响了整个中世纪的欧洲。

这一切的开端都源自一个我们熟悉的名字——汉谟拉比国王。

汉谟拉比国王不但是一个百战百胜的军事统帅，同时也是一位残忍的帝王，他对敌人或者叛徒的手段极尽残忍，最喜欢用五马分尸的方式处决自己的犯人。这样的强硬手腕自然是他43年统治的有力保障，也正是在这样的保障之下，他才能颁布著名的《汉谟拉比法典》。

这部法典可以在任何入门级的历史书上看到，它是人类历史上第一部完备的成文法典。被刻在一根高2.25米，上部周长1.65米，底部周长1.90米的黑色玄武岩柱上，共3500行，现在被保存在法国的卢浮宫。

从法典的外观上我们可以看出明显的生殖崇拜，这个事情一目了然。古巴比伦去上古未远，法典的形制遗风浓重也是非常容易被理解的事情。

法典上部的浮雕展示的是汉谟拉比国王从太阳神的手中接过了代表无上威严的权杖，这是对太阳崇拜的体现。

但是为什么早期的文明中会有太阳崇拜呢？那是因为农耕社会对水源极为渴求和依赖，居住在冲积平原的农民，每年所获得的水资源与河流的水势有着密切的关系，而河流的变化与太阳有着密切的相关性。所以在早期的农耕文明中无一例外地有许多关于太阳崇拜的内容。

《汉谟拉比法典》毕竟是一部久远的、相对原始落后的法典，适用于奴隶社会，所以它所捍卫的信念也落后，那就是以眼还眼、以牙还牙，或者被称为："爪子的法律"。简单地说就是不管受到了什么伤害，自己的利益如何被侵害，只要按照原样还回去就是了。倒是挺容易理解的。

所以法典之中会有这样的记载：

如果一个有夫之妇和一个有妇之夫共谋杀害他们的伴侣（她的丈夫和他的妻子），二人将被刺死。

挖去别人眼睛的人也要被挖去眼睛。

打断别人骨头的人也要被打断骨头。

古希腊历史学家希罗多德在公元前5世纪游历巴比伦王国的

时候，对这个国家留下了这样的印象："巴比伦没有医生，病人被带到市场上听取曾有过类似疾病的病人的忠告。"这样的记载毫无疑问是非常错误的，在美索不达米亚，虽然那个时代大力发展的是巫术医学，然而医学依旧得到了很好的继承和发展。《汉谟拉比法典》中有许多明确的关于医疗问题的记载，大约占法典内容的十分之一，这就是明证：

如果医生在自由人的奴隶的身体里做大型手术，致奴隶死亡，他将必须以另一个奴隶作为补偿。
如果用手术刀医治肿瘤的医生将奴隶的眼睛挖出，必须赔偿奴隶价格的一半。

从这样的法律条文中，我们可以清楚地看出"以眼还眼"的指导思想。因为处于奴隶社会，所以这些奴隶仅仅是财物而不具有人权，即使是因为治疗而死，也只需赔偿即可。因为法典中规定，人分为三种等级：有公民权的自由民、无公民权的自由民、奴隶（王室奴隶、自由民所属奴隶、公民私人奴隶）。

如果在给人做手术的过程中致其死亡，或是用手术刀挖去人的眼睛，医生将被剁手。

给自由民进行手术治疗的时候，医生所要承担的风险看来比治疗奴隶大很多。如果手术失败是会被剁手的。原来最早的"剁手党"竟然是外科医生，这种剁手的原因真是令人思之胆

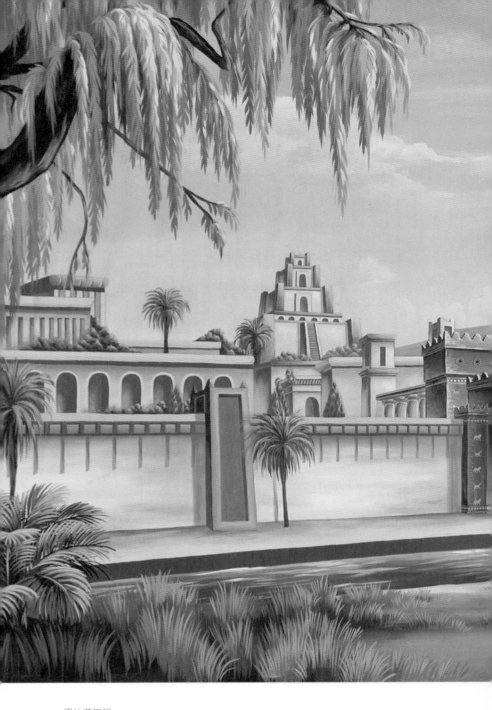

伊什塔尔门

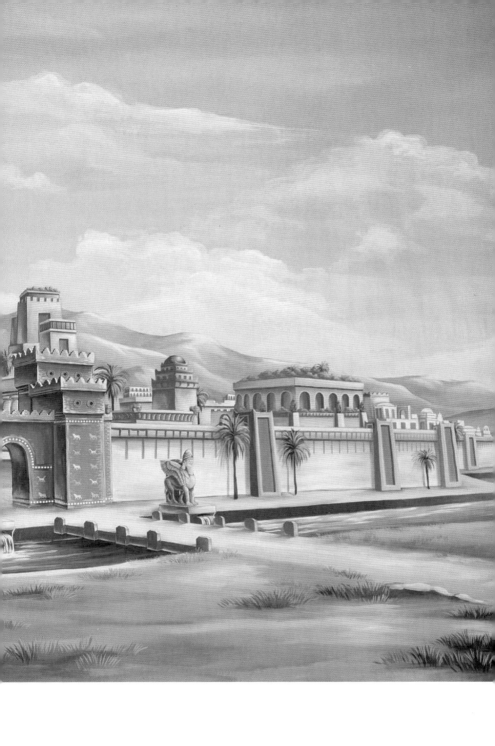

寒。当然了，给自由民和给奴隶做手术的价钱也是有着很大分别的。

但是需要注意的一点是，那个时代的外科和内科可是有着明显分别的。从事外科手术的医生地位是比较低下的，所以做手术出了问题会被追究责任。因为古巴比伦的医学和思想仍然和原始社会相似，认为疾病是侵入人体的外邪，是超自然力量引起的，所以从事"内科治疗"的人，其实是祭司阶层。他们属于特权阶层，是不会被法典中的血腥条文所管辖的。

虽然在美索不达米亚，妇女从事着医生和助产士的工作，但是法典没有特别提及女性医务人员。但是对于奶妈却有一条明确的规定：如果一个奶妈以前带过的孩子死掉了，然后又为贵族喂养儿子，但是没有把之前的经历告诉雇主，而贵族的儿子不幸死掉了，那么这个奶妈将会受到残酷的惩罚。惩罚的方式便是砍掉乳房。

很显然，这样一来这个奶妈以后再也不会犯同样的错误了。这条规定还真是充满了极度的黑色幽默。

在法典中还规定，如果奴隶罹患某种疾病，那么他的卖身契可以失效。其中最常被提到的疾病是bennu和siptu，也就是癫痫和麻风。到底是不是这两种病还有争议，但是没争议的是，这是两种使人丧失劳动能力的病。法典规定患有麻风的人会被永久的驱逐，再也无法回到文明社会中来。

由此我们可以看出，巴比伦人已经知道传染性疾病，并且试图通过驱逐病人的方式进行防治。不仅如此，法典中还规定：如果一个人的老婆得了拉布病，这个人想再娶一个，是被允许的（拉布病就是肺结核）。

在文字记载中可以看到，巴比伦医生对于肺结核的症状描写得十分翔实准确：

> 病人常常咳嗽、痰稠，有时带血，呼吸如吹笛，
> 皮肤发凉，两脚发热，大量出汗，心乱。病极
> 重时常有腹泻……

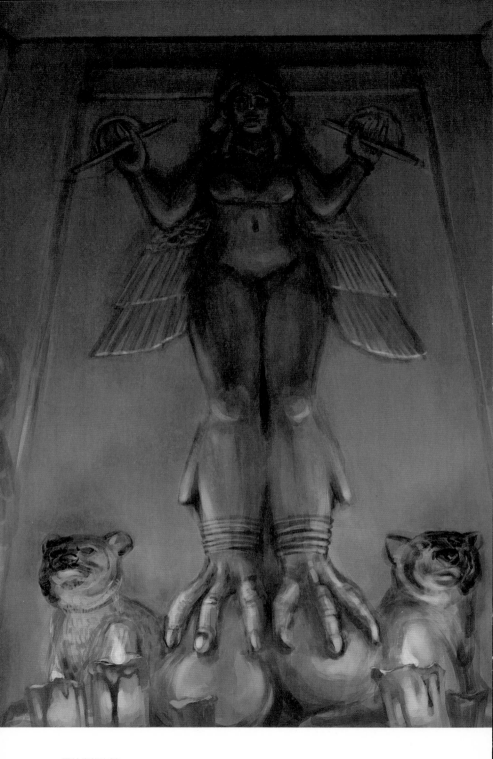

伊什塔尔女神

医学与神灵

美索不达米亚最古老的医神是月神辛（Sin），负责掌管药物的生长，这是因为有些草药在生长过程中不能被阳光曝晒。在各种早期文明中，植物药的使用都是一个很普遍的现象，同时医学和巫术同源而生，所以植物与神灵的联系也十分密切。在马克鲁陶片集（Maklu）中多处提到了植物具有可以消灭恶鬼的能力。

这块土地上的哪位女神影响力最大，同时又掌管爱情呢？她就是伊什塔尔（Ishtar）女神。她不仅掌管着爱情，同时还掌管着生育、战争和农业。所以她的形象是手持谷物象征农业，脚踏狮子象征战争。至于生育这方便则在女神的雕像上一丝不挂的衣着风格上显示出来。

传说中这位女神跟自己的儿子坦木兹（Tammuz）结婚，后来又把他杀死了，因为坦木兹主管大地上的植物，所以他死掉之后大地上就再也长不出庄稼来了。于是伊什塔尔为了让人类能有庄稼吃，便深入地狱之中救出坦木兹。本来这个事情也没什么大问题，但是坦木兹长得实在好看，伊什塔尔的姐姐、冥界之王也看上了他。

结果两位女神大打出手，最终伊什塔尔获胜，救回了自己的丈夫兼儿子坦木兹。这样，大地上才又万物回春，长出了供人类食用的作物。

从这个故事我们可以看到，有关伊什塔尔女神的传说对于后世神话的影响。埃及神话中的伊西斯（Isis）、希腊神话中的阿弗洛狄忒、罗马神话中的维纳斯都有她的影子，或者说这些女神都是一脉相承的。刚才那个从地狱中救人的故事则十分明显是希腊神话中农业女神得墨忒耳（Demeter）故事的原始版本。

巴比伦城有八个城门，都使用神灵的名字命名。其中最为辉煌壮丽，也最为人所熟知的就是巴比伦城的北门——伊什塔尔城门，这也反映了这位女神在巴比伦人心中的崇高地位。这座城门位于现在的巴格达附近，这座古老的城市在尼布甲尼撒二世手中达到了建筑艺术的顶点，也就是说这座城门最壮观美丽的时候是与"空中花园"处于同一时期的。

这座精美的城门上用琉璃装饰，并绘制了大量的牛、龙和狮子的图案，堪称是美轮美奂。别看它历经了几千年的风霜，刚被发现的时候是一副灰头土脸的丑样子，但是经过复原之后，能与其他人类文明的任何城池相比而不落于下风。这座大门现在被柏林国家博物馆收藏。

它的艺术形式和装饰风格深远地影响了之后的建筑，以至于直到今天这块土地上的人对于这座门上的图案依然十分喜爱。在上海世博会上，伊拉克馆内的墙壁装饰就采用了这座大门的图案。

伊什塔尔女神对于巴比伦人的影响最为深远的或许就体现在

疾病方面。伊什塔尔是象征生殖崇拜的女神，这一点与原始医学史提到的内容紧密相连。正是因为对于这位生殖女神的崇拜，巴比伦有一个极度夸张和怪异的习俗，那就是女子成年仪式是到伊什塔尔女神的神庙中去卖淫。

达到年龄的少女会头戴花头巾，在伊什塔尔女神的神庙中坐成两排，拜谒神庙的人则在其中穿过，见到自己喜欢的少女便给予钱财，然后与之发生性关系。巴比伦的女子不分贵贱都无法拒绝这种要求，因为在那时的宗教认为这是为了表达对于神灵的崇敬之情。

当女子凑够了足够的钱财，充分表达了对于伊什塔尔女神的敬意之后，便可以被算作是成年人了。所以有些长得不够好看的姑娘甚至需要好几年才能凑到足够的钱财。真是个看脸的时代啊。

如果单单是这样的仪式的话，或许也不会造成后来的悲剧。但是性欲是人类与生俱来的欲望，不管进行的名义多么高尚或者卑污，人类永远对这一行为有无比强烈的渴求。所以伊什塔尔女神的神庙便在宗教仪式之外，出现了数量多到令人难以置信的卖淫行为。因为卖淫所得还需要向国家交税，所以有这样的记载，称巴比伦依靠卖淫的税收占全部税收的三分之一，这是何等可怕的一个数字。

在那个时代，神妓（temple prostitute）在西亚是非常普遍的现象。不仅是巴比伦，在以色列、腓尼基和叙利亚等地都有。在吕底亚和塞浦路斯，少女靠卖淫挣嫁妆是公开的秘密，这种大规模的卖淫活动在巴比伦持续的时间很长，直到君士坦丁大帝的时代才结束。公元42年，古罗马的历史学家库尔提乌斯

（Quintus Curtius）这样描述巴比伦："这是一个奇怪的不得了的城市，其中所充满的肉欲酒香，是任何一个地方所没有的。"

在那个完全没有任何防治性传播疾病手段的年代里，这种规模的卖淫活动自然会导致性病不可控地传播，巴比伦文明的没落即与此有着密切的关系。

另外，虽然巴比伦人崇拜伊什塔尔这位女性神灵，但是在这个社会的底层生活里，男性却绝对缺乏男女平等的精神。希罗多德记载到："巴比伦一旦被围，居民为省粮食，多有勒毙其妻。"

楔形文字

苏美尔人在公元前3600年就开始把自己的文字刻在石头上，公元前3200年开始出现了有文字的泥简。因为文字的形态如楔状，所以被称为楔形文字。

苏美尔人在尚未完全干燥的泥板上刻下自己的文字，然后用火烘干或者在阳光下烤干，以便永久地保存下来。就这样，他们为人类留下了数量庞大的文字记载，内容涵盖了各种官方和私人的文书、宗教记录、文学作品、法庭判决和账本。

在这其中自然也留下了许多关于医学的记载。

巴比伦的语言是闪族人的语言，这种语言是由苏美尔和阿卡德语言混合演变而成，最早的巴比伦文字其实就是苏美尔文。但是随着语言自身的演化以及方言的逐渐加入，巴比伦语最终形成了一个新的体系。

正是这个原因，导致虽然都是楔形文字，但是苏美尔人和巴比伦人的楔形文字还是有不小的差别。

早在古巴比伦时代，如果有人想读通苏美尔人的文字，就已经需要进行专门的翻译工作了，现在保存在尼尼微皇家图书馆的泥简中，有大约四分之一就是从苏美尔文翻译成巴比伦文和亚述文的。

　　感谢文字学家的努力，使我们可以对巴比伦的医疗状况有所了解。当时的医生使用的常见药物也都是他们所能得到的植物的各个部分，比如藕、橄榄、月桂、大蒜等。除了植物，他们自然也使用了许多种动物的身体部分以及在当时所能获得的各种矿物，比如明矾、铁和铜。

　　另外一个和其他许多民族一样的习俗就是使用各种秽物，这样的使用理念是为了利用秽物把魔鬼从人体内驱逐出去。

　　在之后漫长的岁月里，在其他文明的医学中，以粪便为代表的秽物非但没有迅速地从医学领域中剥离，反而开创了一个广阔的市场和与之伴生的可笑理论。

　　巴比伦时期的泥简中关于癫痫的记载也使我们清楚地看到，巴比伦的医学理念并未比原始时期的医学理念领先多少，仍然将疾病视作是"外邪入侵"所致，只要是将恶魔从人体内驱逐出去，病自然就好了。

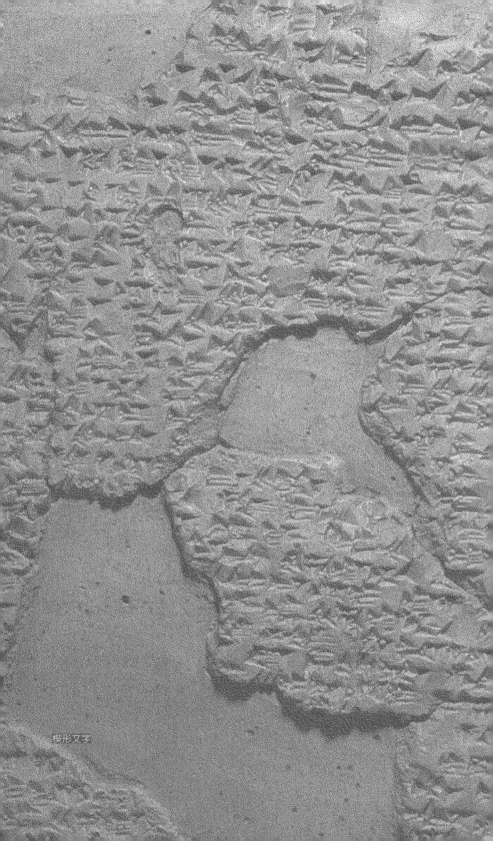

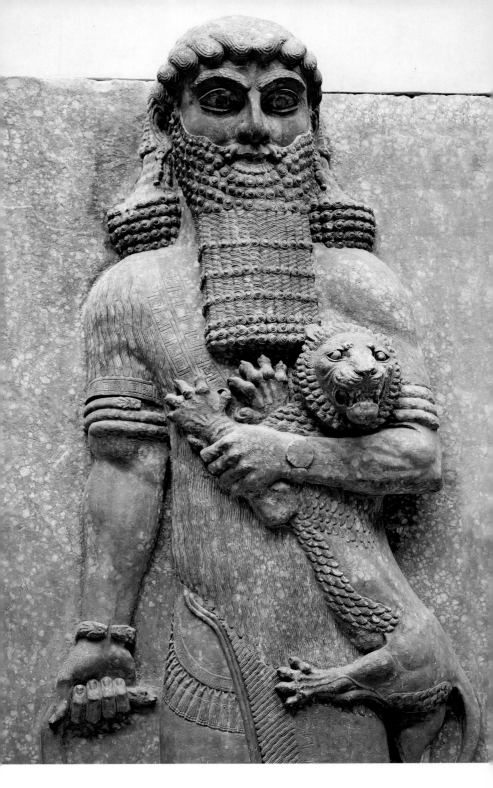

吉尔伽美什

吉尔伽美什

　　大英博物馆中有十二块残破的泥简，堪称是楔形文字中的珍品，这十二块泥简上记载着美索不达米亚文学作品中最著名也是最动人的《吉尔伽美什》叙事诗。这是一部可以与《伊利亚特》相提并论的史诗，其中所描述内容的时间最早可以追溯到大约公元前3000年。

　　故事的主人公吉尔伽美什是乌鲁克（Uruk）之王，是拉菲什提姆的后裔。这个拉菲什提姆可是大大有名的人物，苏美尔人已经有了关于大洪水的记载，而在苏美尔人的传说中，拉菲什提姆是洪水中的幸存者并且因此获得了长生不老的能力。

　　吉尔伽美什在故事中有着极高的个人素质——高大强壮、天生神力、英勇善战，而且还长得帅。当然这一切和他在基因方面的优势相比都不算什么。据诗中描述，他三分之二是神，三分之一是人，既然无从知晓这样怪异的遗传学现象是如何实现的，我们姑且就相信诗中所说吧。

　　所谓"木秀于林风必摧之"，像吉尔伽美什这样的人物，自然会招致诸多嫉妒和不满，当然也有人说是因为他的穷兵黩武，于是导致了人民的不满。总之，听闻了太多这种不满的伊什塔尔女神去找到了吉尔伽美什身为神灵的母亲阿鲁鲁（Aruru），她建议阿鲁鲁按照吉尔伽美什的样子再造一个儿子，让他们两个人为敌，这样吉尔伽美什就不会去侵扰他的人民了。

于是阿鲁鲁听从了伊什塔尔女神的建议，用泥捏了一个人，并吹了口气赋予了他生命。这个人就是恩奇都（Engidu）。阿鲁鲁赐予了他野猪的体力、雄狮的勇武、飞鸟般的快捷。这样的设定体现了那时的万物有灵的思想，认为自然界中的动物都有着种种神奇的力量。不过似乎恩奇都因为拥有了太多动物的特性，使得他认为自己就是个动物，根本不愿和人打交道，整天与野兽混在一起。

猎人想捕捉恩奇都，但是做不到，于是就去求助吉尔伽美什。猎人建议使用美人计抓住恩奇都，吉尔伽美什同意了这个计策，于是派出了一个美丽的女巫，在一个水草丰茂的地方搔首弄姿，恩奇都果然上钩，和这位女巫缠绵了六天七夜。当他缠绵的激情退去的时候，发现自己的野兽朋友都弃他而去。于是恩奇都就这样被美丽的女巫带到了吉尔伽美什面前。

这时的伊什塔尔女神和乌鲁克的人民都期待着两个人杀个昏天黑地，两败俱伤。可是吉尔伽美什和恩奇都居然不打不相识，最终还成了生死之交。不但如此，还一起进兵埃兰，获得了辉煌的胜利。凯旋的时候吉尔伽美什更是封恩奇都为王位继承人。伊什塔尔女神也惊奇地发现吉尔伽美什竟然如此强大和富于魅力，多情的女神从对他的仇恨转变成了浓浓的爱意。

伊什塔尔是个敢爱敢恨的女神，于是向吉尔伽美什表达了自己的爱意。但是正如前文所说，女神又十分博爱，不仅爱着许多人，甚至和许多动物都保持着亲密的关系。于是吉尔伽美什拒绝了女神的爱意。愤怒的女神派出猛兽复仇，却被两位英雄杀死，恩奇都甚至把猛兽的一条腿扔到了女神的脸上。暴怒的女神降下疾病，杀掉了恩奇都。

吉尔伽美什为了救自己最好的朋友，历经千难万险寻找自己那长生不老的祖先拉菲什提姆。各种情形不一一详述，只是一个细节值得关注，那就是在这艰险的历程中，吉尔伽美什曾在海上经历了40天的大风大浪，请记住它，40这个数字日后会在医学史上大放异彩。

吉尔伽美什见到了拉菲什提姆之后获得了一棵神奇的仙草，可以令亡者复生。吉尔伽美什欢天喜地地往回走，可是在快到家的时候经过一条河，他想除掉自己的疲劳之后再去救自己的朋友。可是当他洗完澡穿衣服时，却发现一条蛇偷吃了自己带回来的仙草，并且脱掉旧皮，露出焕然一新的新皮飞快地游走了。

这个故事是最早把蛇作为医疗象征的记载。它的根源是因为古人看到了蛇每年褪掉旧皮就变得似乎年轻起来，于是就把蛇看做是长生不老的象征，或者至少有自我治愈能力。所以之后才会有《圣经》中记载摩西树立起铜蛇给人治病，所以才会有医疗之神阿斯克勒庇俄斯以蛇为伴，所以直到今天蛇依然还作为医疗的象征被印在救护车上。

这一切的源头，那十二块残破的泥简，至今还静静地陈列在博物馆里，一如几千年来它们所做的那样，只是默默地守着自己那些美丽的故事，从不在意这个世界上发生了什么。

看完了美索不达米亚的医学史，让人不由得想起这样的一首歌。

古巴比伦王颁布了汉谟拉比法典

刻在黑色的玄武岩

距今三千七百多年

你在橱窗前

凝视碑文的字眼

我却在旁静静欣赏你那张我深爱的脸

祭司神殿征战弓箭

是谁的从前

就在人潮中你只属于我的那画面

经过苏美女神身边

我以女神之名许愿

思念像底格里斯河般的漫延

——《爱在西元前》

这首《爱在西元前》是作者逛了博物馆之后灵感大发写就的。优美的韵律感，佐以几千年前的传说故事，娓娓道来千载以前的爱情一如往昔，令人不由沉溺于跨越时间的纯真感情。

据说，这首歌的故事原型是巴比伦王尼布甲尼撒二世（Nebuchadrezzar Ⅱ）和妻子米蒂斯，传说巴比伦的空中花园就是他为妻子而建造的。

看到这里我们已经发现了一个小问题。如果说《爱在西元前》讲的是尼布甲尼撒二世的故事，那就不该说是古巴比伦，因为他是新巴比伦王国的国王。但是歌词中又说到古巴比伦王颁布了法典，这又没什么错误，因为颁布法典的是汉谟拉比国王，他倒是货真价实的古巴比伦国王。

问题是，通过前文我们对美索不达米亚的文明和医学史有了一个简单的了解之后，这首浪漫的爱情歌曲似乎也可以被听出别样的味道：巴比伦王颁布的法典中规定，一个人的老婆得了肺结核，他是可以再娶一个的。苏美女神，即伊什塔尔女神是保佑卖淫业的神灵。祭司、宫殿，这些都是几千年前负责卖淫的人和场地。

每次听到有人反复吟唱着"我以女神之名许愿的时候"，天知道他要许什么愿……

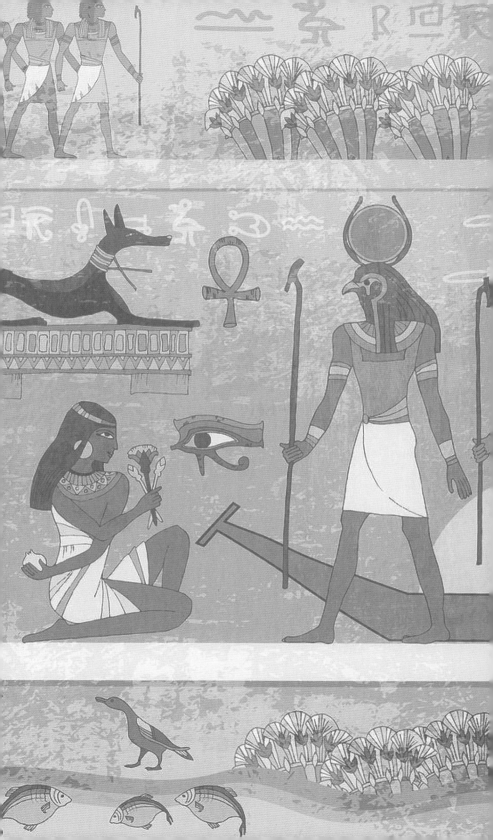

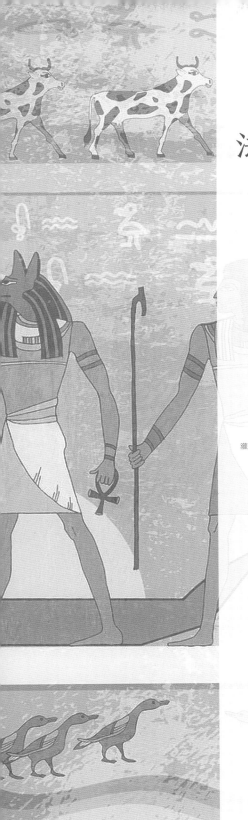
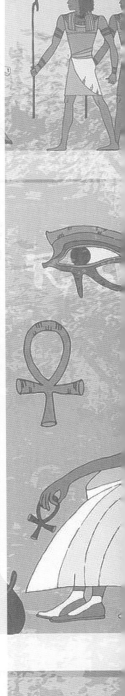

法老安眠
之地

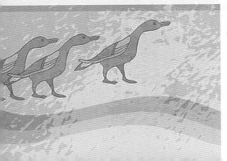
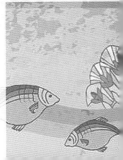

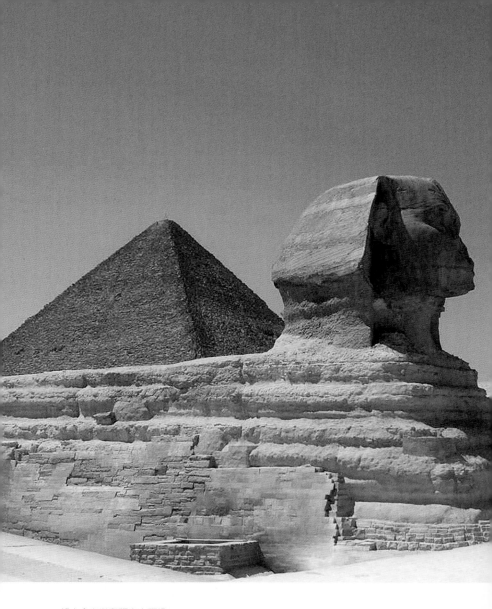

胡夫金字塔和狮身人面像

发现古埃及

埃及地处非洲的最北部，与欧洲以及中东离得比较近，所以有些时候我们甚至不把它作为一个非洲国家来看待。但是它毕竟接近人类的发源地，同时又有尼罗河的存在，所以这里也诞生过第一组人类文明。

不过我们现在所知道的古埃及，其实在历史上被遗忘了相当长的一段时间，甚至连狮身人面像都曾经被掩埋在厚厚的黄沙里。这一点从希罗多德的游记里可以看出来，他的游记记载了关于埃及不计其数的鸡毛蒜皮的小事，但是居然对狮身人面像没有一字的描述。

这其实并不奇怪，正如前文所说，微寄生所消耗的资源多了，留给巨寄生的就少，在不能有效控制传染病的地区里，就难以建立强大的政权。所谓"大灾之后必大疫"这话落在古埃及真是一点不错，尼罗河的定期泛滥带来了血吸虫病的流行。再加上修建众多金字塔的繁重徭役以及恶劣的自然环境，使得埃及的人口控制一直做得相当不错。这也使得古埃及成为了极为罕见的没有杀婴传统的国家。当然，埃及妇女的地位相对较高也是重要的原因。

早在伯利恒的马厩亮起灯来照亮耶稣之前500年，古埃及的王朝便已经消失在了历史中，之后埃及的历史便是被诸多外民族欺凌的历史，埃及现在的首都开罗，完全就是阿拉伯风格的城市。事实上这些外来的征服者并不太在意保存古埃及的文明，以至于一直到了文艺复兴时期，欧洲人言必称希腊，而对于历史悠久的国家也只知道中国和印度。这一切直到18世纪末期才得到了改变。

1798年，拿破仑占领了埃及，但仅仅一年之后他就被赶走。虽然拿破仑的这次远征在军事上失败了，但是却开启了现代埃及，发现了古代埃及。这是因为在他的远征军里，特意带了175名学者，并在此行中发现了赫赫有名的罗塞塔石碑。后来，语言学家商博良破解了古埃及的文字，这才使得世界重新认识了这个古老的国度。

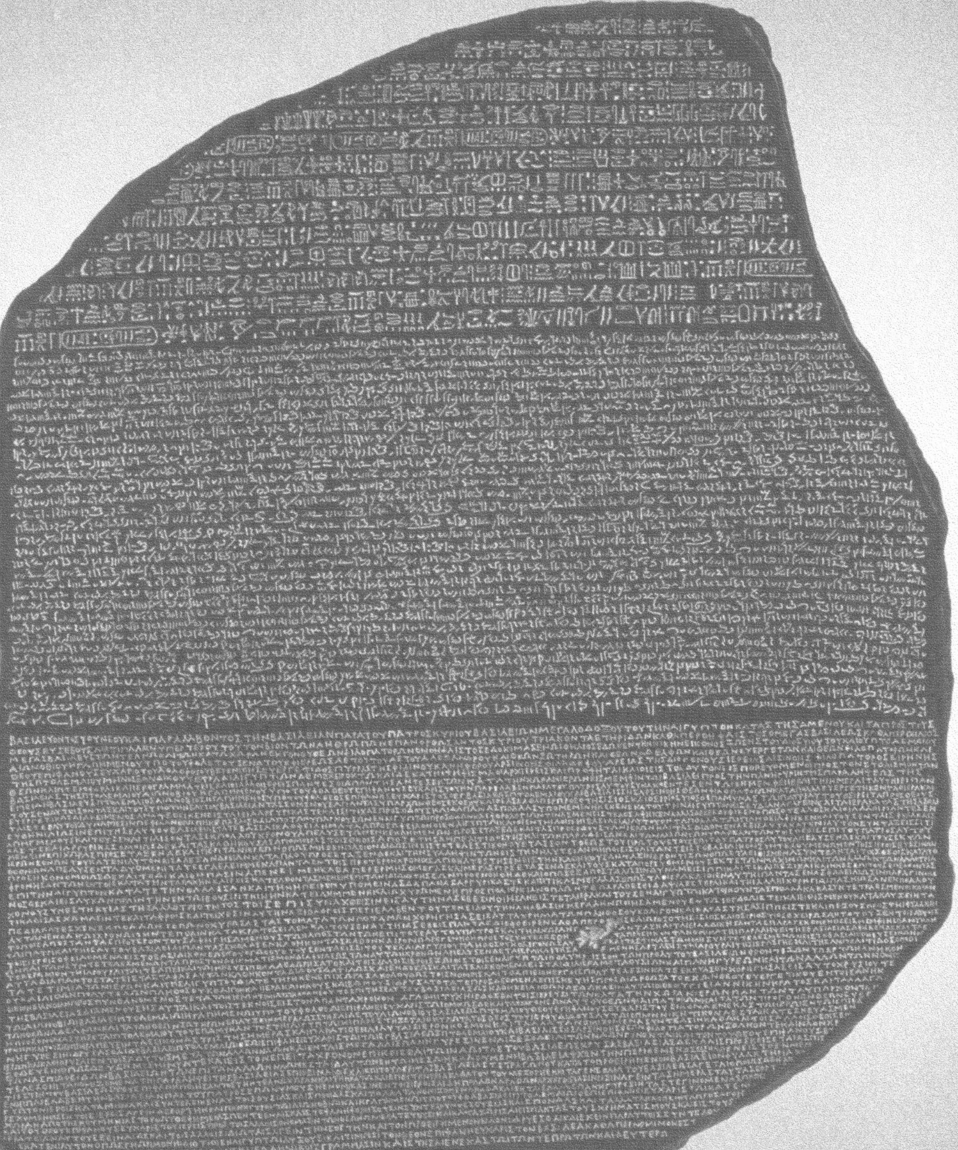

罗塞塔石碑

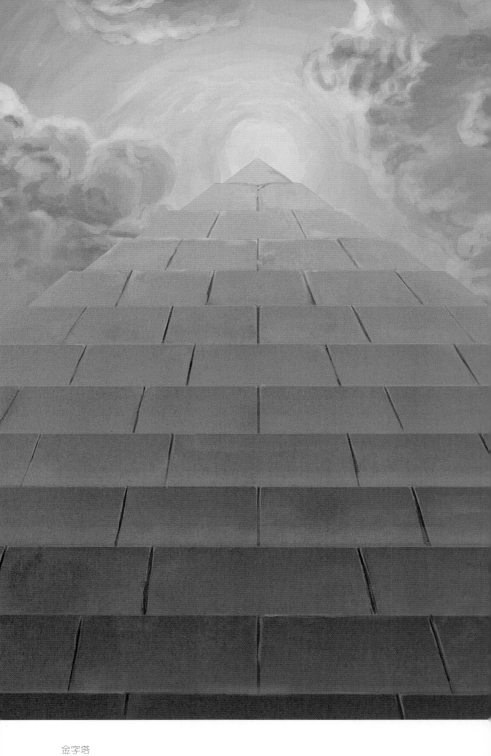

金字塔

金字塔

　　古埃及人的宗教观还处在万物有灵的阶段，觉得世间什么东西都是有神灵保佑的，所以古埃及的神灵也特别多，而且神灵们虽然都有了人的身子，但是脑袋还都是各种动物的形象。

　　我们看到的古埃及的绘画作品中，很多神灵都在头上顶着太阳。这是因为尼罗河的定期泛滥在古埃及人的生活中太重要了，而那时的人们通过观察太阳来计算时间，并预测尼罗河的泛滥，所以在古埃及的神话中，太阳显得格外重要，而太阳神的地位也格外崇高。

　　在古埃及的神话里，太阳神拉（Ra）就是创世神，他站在一块叫做本本石（Benben stone）的石头上创造了世间万物。据说金字塔的形状就是模仿本本石的形状修建的，因为古埃及人深信自己的法老不但活着的时候是君主，死了之后更是神灵。金字塔不断提醒着古埃及人，他们的君主和太阳神之间是多么的亲密。

　　当然，还有一种说法，金字塔刚修建完成的时候可不是现在这幅灰头土脸的样子，而是华丽而光彩，当初升的太阳达到塔尖的时候，金字塔的边缘便如同太阳的光芒照射到大地上的样子。

另外一种说法是，最初的法老陵墓是一个四方的平台，后来经过了改进，在平台上继续修建略小一点的平台，使它形成了一个阶梯样的形状，象征着通天的阶梯。

更有趣的说法是，金字塔象征着屎壳郎的粪堆。因为太阳东升西落，古埃及人就觉得肯定有个神灵每天推动着太阳。他们同时又发现，地上也有一种可爱的小昆虫，每天推着球状的东西滚来滚去，活似太阳神在人间的代言人。于是这种小昆虫也就被称作"圣甲虫"。在修建法老陵寝的时候，人们从圣甲虫所钟爱的粪堆中吸取了足够的灵感。所以我们在埃及的艺术品中也可以看到大量圣甲虫的象形。

当时人们修建金字塔为什么要设计成这个形状，我们可能无法真正弄清楚，但是它和太阳崇拜之间的关系似乎始终存在。对于我们而言，最为有意思的是，最初的金字塔居然是一名医生设计的。

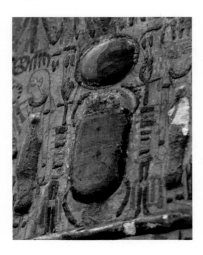

圣甲虫

金字塔与太阳神崇拜

伊莫荷太普

金字塔最初的设计者叫做伊莫荷太普（Imhotep），他的名字是"和平"的意思。作为建筑师，他设计了撒卡拉（Sakkara）的阶梯形金字塔。同时伊莫荷太普是个知识面极为宽广的跨界型人才，他是法老Zoser的宰相、工程师、巫师、天文学家和医生。

设计金字塔不过是伊莫荷太普辉煌人生的一个小插曲而已，他被记住的更重要的身份是作为一名医生。他死后，被埋葬在了距离自己法老陵墓不远的地方，人们依然渴望得到他的帮助，于是纷纷到他的墓前祈求。这样他就逐渐成为了半神半人的形象。

这还不够，随着他的名气越来越大，最终伊莫荷太普作为医疗之神，成为了古埃及的主神之一。

在伊莫荷太普的庙宇里，医生们接受着职业训练，不断为患者服务。当然，那时的医疗还大部分掌握在祭司的手中，所以治疗手段中祈祷占了很大一部分，比如在更换绷带的时候，祭司会先说这样的话："这个生命是神所爱的，神会让他活下来。"这些祈祷最终逐渐演变成了种种咒语。

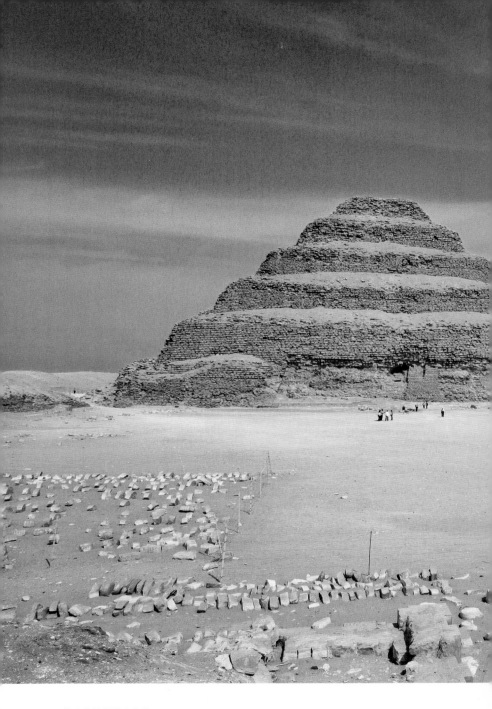

撒卡拉阶梯形金字塔

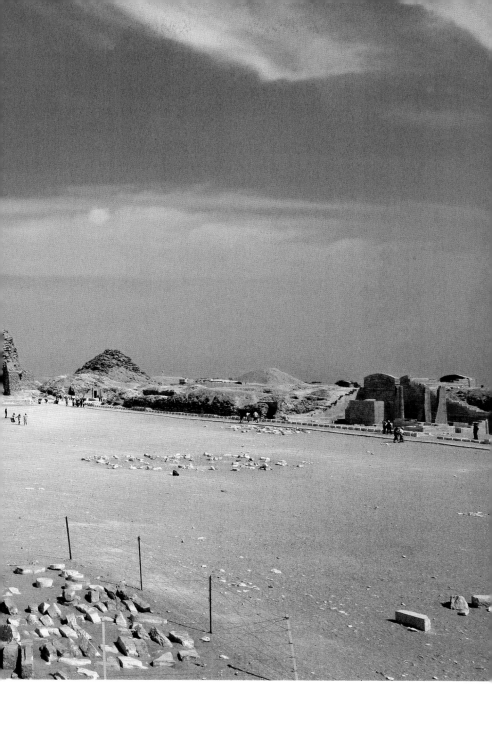

作为祭司，有一个规定很有远见，那就是必须剃光头，而且每隔几天就得剃一次，所以我们在电影中看到古埃及祭司的光头也就不该奇怪了。这似乎在某种程度上与现代医学中的做法保持了一致，毕竟现在的外科医生会戴帽子防止头发掉落造成污染。不过我们因此说古埃及人正确认识到了这一点，那也未必，因为他们还喜欢戴假发，地位越高的人假发越长，所以法老的假发是最长的。

纸草书

对于纸草的充分利用，是古埃及人智慧的结晶，他们不单单用来造纸，还把它用来编席子、草鞋、绳子等东西。当然，说造纸的话也略有美化的成分，因为古埃及人制造纸张的工艺并不先进，不过是把草梗铺平并且压在一起。但是这种工艺的实用程度还是很好的，因为虽然历经了5000年的时间，这些纸草依然保存了下来，并且字迹清晰可见。

因为纸草很柔软，所以古埃及人把它们首尾相连粘在一起，就可以写字了。这些写下了文字的纸最终被卷起来保存，古埃及的秘密就这样被留存了下来。这些被保留下的东西中，包含了大量的医学记载，包括《史密斯纸草书》《埃伯斯纸草书》《康纸草书》，它们大部分是以发现者的名字命名的，不过其中未必全是如此，它们的发现过程往往伴随着一些有趣的小故事。

前面我们说到，拿破仑的远征开启了欧洲人和美国人对于埃及的兴趣，在很长一段时间里，埃及学成为了这些国家里一门正经八百的学问。埃及这个有着悠久历史的国家也成了旅游的热门地区，无数的游客来到这里，在古代的建筑和石碑上乱写乱画。美国人史密斯也是这些游客中的一员，不过他可不是一位普通游客，而是像印第安纳琼斯一般的探险家。

史密斯并非毫无准备地一头扎进埃及，在他的青年时代，就对埃及产生了非常大的兴趣，努力阅读一切与埃及有关的资料和报道。不仅如此，他还耗费了不少时间去研究古埃及的文字，虽然他只是个业余研究者，但是对古埃及文字的了解已经达到了专家水平。这样一个热爱埃及的美国青年，家境还颇为殷实，本来应该在他的老家康涅狄格州安逸地度过自己的一生，但是在30多岁的时候他突然遭遇了一场变故，和自己的家庭闹得很不愉快，于是他的父亲不再给他钱花。

这样一来，史密斯既想远远地离开自己的家庭，又迫切地需要找到挣钱的方式，于是他自然而然地选择了一个自己非常熟悉的国家——埃及。1858年，史密斯来到了埃及的卢克索，并且就在这里住了下来，这让他成了第一个在埃及定居的美国人。卢克索离底比斯城不远，那里有大量法老和贵族的陵墓，在那里被发现的金字塔有63座之多。

史密斯一来需要挣钱，二来精通古埃及文字，三来居住在埃及的文物密集区。相信你已经猜到了他发家致富的手段，那就是倒卖文物。史密斯从当地居民手里买到古埃及的文物，然后卖给游客、收藏家和研究埃及的学者。考虑到史密斯是个美国人，在和游客做生意方面，比埃及本地人有优势，因为游客觉得他是说英语的自己人。

史密斯做文物生意的合作伙伴正是自己的房东，两个人都是地道的奸商，一边合作挣钱，一边互相算计，这种合作方式更让埃及的盗墓贼们理不清头绪，也让他俩合伙低价买到了不少真正有价值的文物。在1862年1月20日，史密斯和自己的房东一起和两个盗墓贼谈起了生意，货物正是两卷纸草书。这四个人里，史密斯占有着最大的优势，因为这些纸草书上究竟写了些什么，只有他才能看懂。

不管人品如何，史密斯在古埃及文字方面的功底还是很扎实的，这让他成为了真正识货的高手，在仔细地看了这些纸草书后，史密斯发现，虽然它们的卖相不太好看，但是上面的字迹十分工整，说明作者是经过严格训练的专业人士，而且在书写的时候也很用心。史密斯逐渐分辨出这些书卷上的文字："在给病人查体时……"读到这些话的时候，史密斯知道自己获得了前所未有的关于古埃及医学的书籍。他毫不犹豫的用12英镑的价格，从盗墓贼手中买下了这两卷纸草书。这堪称是医学史上最重要的发现之一了。

但这次交易或许不是十分完美，因为盗墓贼也有自己的小算盘，他们为了让这两卷东西看起来更加整齐，在拿出售卖之前就偷偷去掉了外面一部分内容。两个月之后，盗墓贼把去掉的那部分内容拼接在了另外一卷价值比较低的纸草书上，想从史密斯这里再赚一笔。但是史密斯这样的奸商怎么能够上当呢，他识破了这个伎俩，并对原书进行了修复。被去掉的那部分医书，包含了整整一节的关于心脏病的内容，好在史密斯又把它们接了回去。

这两卷纸草书的其中一卷就是《史密斯纸草书》，而另外一卷被史密斯卖给了一位德国教授，后来以这位德国教授的名字命名为《埃伯斯纸草书》。它们正是埃及纸草书中最有价值的两卷。

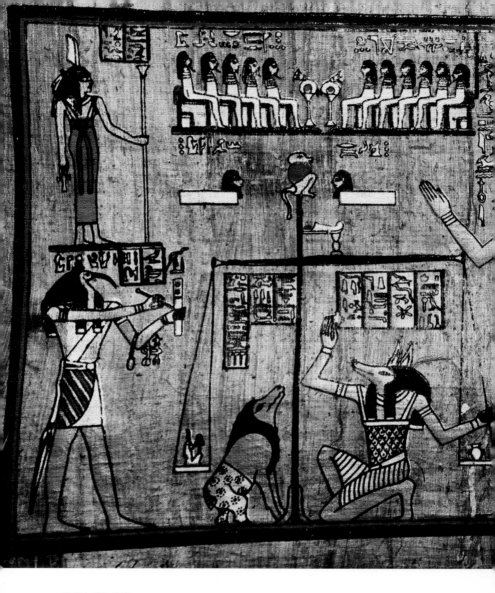

称量心脏的神话

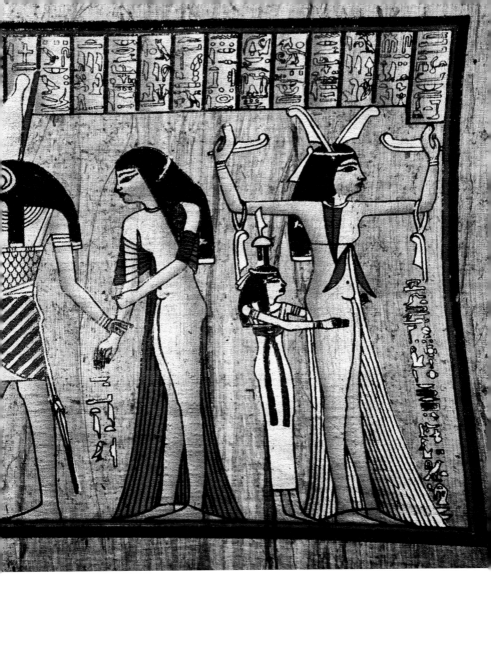

《史密斯纸草书》后来被史密斯的女儿捐献给了纽约历史学会，并被其进行了详细研究。人们发现，这卷书大约是公元前1700年被写出来的，而且很明显它从更古老的医书上抄来了不少内容。这部书不仅记载了最古老的医术，而且还是最完整和重要的古代外科学著作。书里记载了45种外伤和一些喉部的外科疾病。从编写的方式上看，所有的病例都有规范化的书写方式，包括：客观检查的结果、诊断、预后以及治疗方法。

因为图书在内容上对病例进行了有条理的排列，所以历史学家推测这是一部外科教科书，但是这部书的作者是谁，或许就是永远的谜了。有的历史学家大胆推测这部书的作者正是我们前面刚提到的伊莫荷太普，甚至很可能正是《埃伯斯纸草书》里所提到的《医师秘典》。这些事情的真假我们也许根本没有办法搞清楚，但是我们至少应该记住：

首先，《史密斯纸草书》里已经提到了，大脑是负责思维的器官。这可是非常领先于时代的认识，要知道伟大的哈维医生在出版《心血运动论》的时候，还认为心脏是想事儿的器官呢。

其次，在这部古老而宝贵的外科书籍里，被反复说明的是医生的治疗技术，而巫术的内容仅仅才提到了一次。

这部书之所以宝贵，并不在于其中记载的内容，因为以现代医学的眼光看去，其实没什么用。重要的是，从这部书里我们可以推断出，在古埃及那么久远的年代里，已经有了有组织的医疗行业群体，而且有了师徒传承，他们已经和巫师僧侣阶层分开，并且已经具备了一些解剖学知识。

至于《埃伯斯纸草书》，则是一部内科典籍，它记录的疾病种类很多，包括肠道寄生虫病、肿瘤、妇科疾病和心脏病等。从这部书的内容可以看出，古埃及人已经对人体有了一定的了解，但是当时的医学理念还是粗糙而原始的。当时的医生认为人体内流动着四种东西——血、水、气和粕。

所谓的"粕"是指人体内的有害成分，当这种有害成分多起来的时候，人就会得病。古埃及的各种治疗方法，目的都是把体内的粕排出去，这也让我们更容易理解为什么当时的医生最常用的手段是催吐、导泻和灌肠。

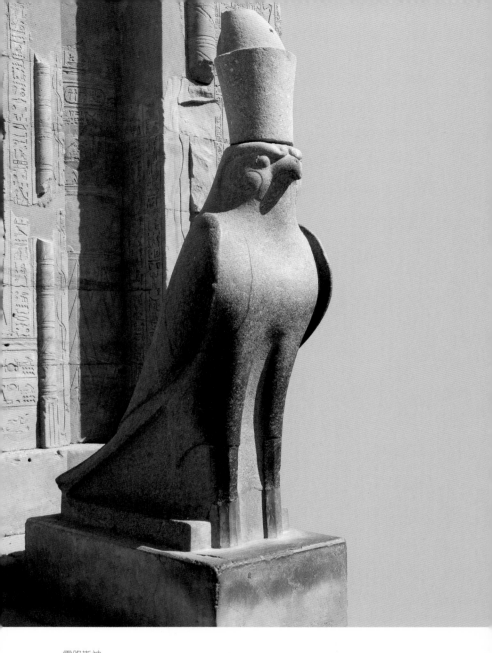

霍路斯神

灌肠技术、医神托特和
霍路斯之眼

古埃及的医生专业划分非常细致，尤其是法老身边的医生们，数量多得吓人，每个医生都有自己固定的职责。比如有专门负责药品管理的，有专门负责熏香的，甚至有些法老的两只眼睛都分别由两名医生负责。

在一座公元前2500年左右的医生的坟墓里，碑文上记载着这位医生是专门负责肛门指导的。可不要小看肛肠科医生，要知道在古埃及，灌肠这项技术本身有着非常神圣的来源，它是由医疗之神托特（Thot）亲自教会人类的。

医疗之神托特的形象是人身子、朱鹮脑袋的样子，为什么灌肠技术是由他传授给人类的呢。有一个合理的猜测是这样的：朱鹮在水边梳理羽毛的时候，长长的嘴会接触到身体非常靠后的部分，而古埃及人远远地看到了这一切，误以为朱鹮含了一口水，然后把嘴插到自己的肛门里去，对自己进行了灌肠治疗。

当然在古埃及的传说中，这个故事被描述得更加生动形象：医神托特亲自化身为鸟，向当时的医生展示了如何用嘴给自己灌肠，于是医生们就得到了启示。

托特除了是医疗之神外，还是时间、知识、书写和月亮之神。朱鹮那弯曲细长的嘴象征着新月，而它黑白相间的羽毛则代表了月亮的朔望圆缺。除了教会人们使用灌肠技术之外，医疗之神托特还留下了许多神奇的故事。传说中另外一个鸟头人身的神灵霍路斯（Horus）在幼年的时候曾经在睡梦中被赛特（Seth）弄瞎了眼睛，他的母亲伊西斯（Isis）赶紧找来医疗之神托特治疗，托特治疗好了霍路斯的眼睛，因此霍路斯成了眼科之神。

霍路斯可不是寻常神灵，传说他的右眼是太阳，左眼是月亮，随着埃及神话的演变，他逐渐和太阳神拉合二为一，成为太阳神的另一个化身。他的眼睛又因为曾经被托特治愈，所以也就成了守护健康的象征，甚至成为了避邪的神物，在诸多关于古埃及的影视作品中，我们都可以看到霍路斯之眼的出现。

这个神话传说流传深远，中世纪的时候，霍路斯之眼演变成了阿拉伯数字"4"的样子。在古罗马，医生会在处方上画出霍路斯之眼的简笔画，祈求得到神灵的庇佑。经过漫长的岁月，霍路斯之眼成为了如今医生处方上的那个"R"。虽然历经时间演变，医学从蒙昧走向了科学，但是总有些文化上的传承从未间断。

最后，说一下霍路斯和赛特如何了结恩怨吧。赛特和霍路斯比赛划船，赛特制作了石头船，而霍路斯制作了木头船并抹上泥灰伪装成石头船。这样一来，胜负如何也就不难猜了。赛特的船沉到水下以后，他愤怒地变成了一头河马，把霍路斯的船弄翻。此时，众神让霍路斯即位为埃及的王，而永远地放逐了赛特。当然，这个故事的出现，和现实生活中河马经常弄翻船只的情况有很密切的关系。

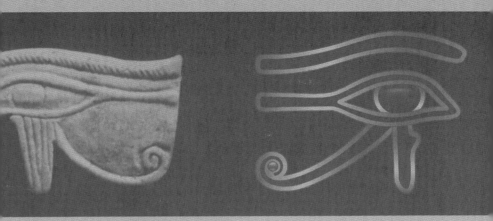

霍路斯之眼

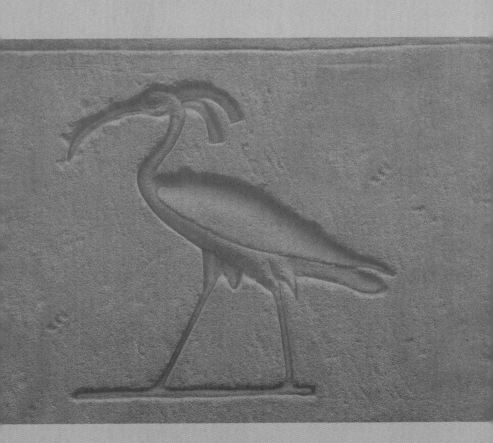

朱鹮

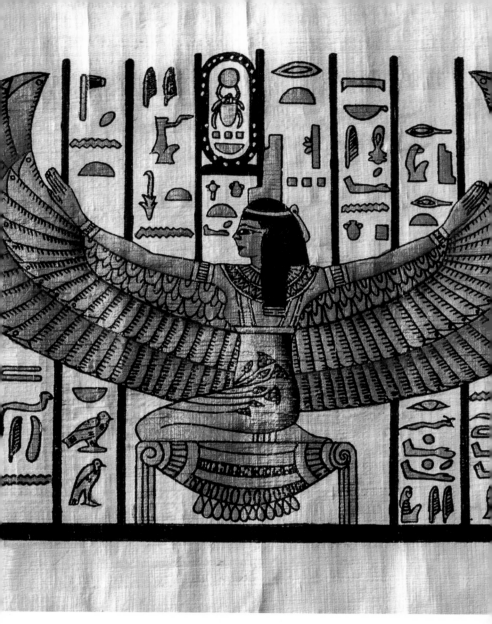

伊西斯

伊西斯与奥西里斯

　　在神话中霍路斯已经十分强大，按照各种神话的一贯风格，他的父母想必也都不是无名之辈。

　　霍路斯的父母自然是极为重要的神灵，他们就是伊西斯与奥西里斯。在古埃及的神话里，奥西里斯是埃及的第一位君主，他娶了自己的亲姐姐伊西斯。这种近亲结婚的传统也是古埃及所一直坚守的，埃及的法老们都是娶了自己的亲姐妹做老婆。

　　后面的情节可能会让读者感到一丝熟悉。奥西里斯有个阴险的弟弟赛特（就是弄瞎霍路斯的那个），因为觊觎王位，而且垂涎姐姐伊西斯的美貌，于是他诱骗奥西里斯钻进了一个木头箱子，然后把箱子封好扔进了尼罗河里。伊西斯找回了箱子，得到了奥西里斯的尸体，但是赛特知道以后，又把奥西里斯的尸体切成了许多块。

　　伊西斯一一寻回了奥西里斯尸体的各个部分，清洗干净之后用布紧紧地把它们包裹在一起，这就是第一具木乃伊的由来。伊西斯化身为鸟，在奥西里斯的尸体上空盘旋飞翔，将生命的气息

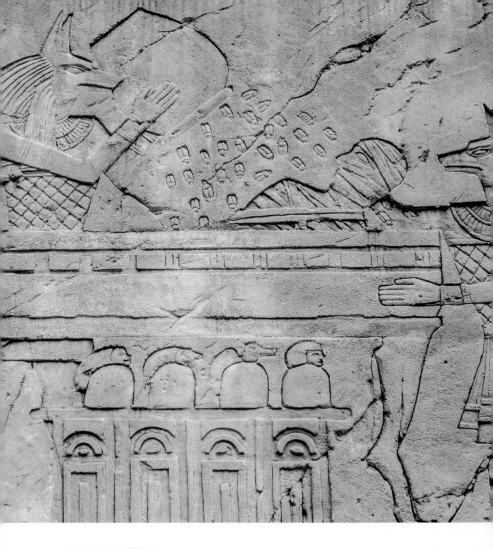

壁画上的木乃伊制作

注入其中，从而让奥西里斯复生，并最终成为了冥界之神。

  事实上，这个故事中除了告诉我们木乃伊神话的由来，还告诉了我们古埃及神话和医学中最重要观念——重生。在古埃及人的心目中，人死后依然会再次复生，尤其是法老，死后会化为神灵继续统治这片土地。想了解古埃及人的行为，就要始终记得这个重生的观念，这样我们才能理解为什么法老们是如此的热衷于种种"不朽"的东西，比如金字塔和木乃伊。

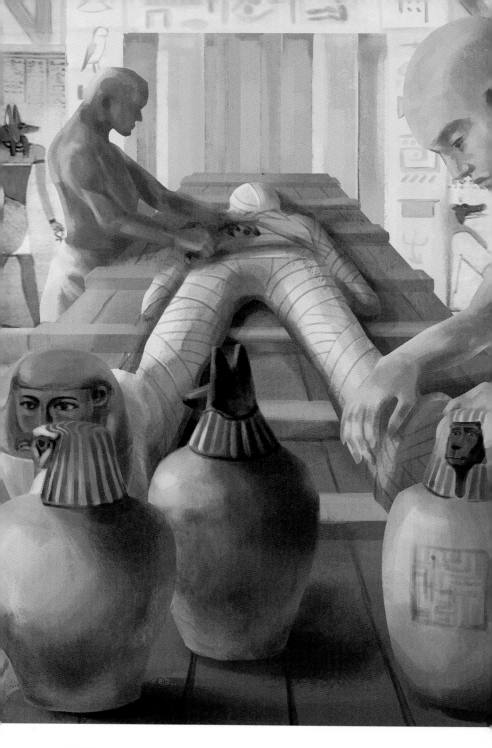

木乃伊的制作

木乃伊

木乃伊（mummy）的本义是"沥青"，这是因为考古学家刚发现这种干尸的时候，它们都是黑乎乎的，以至于考古学家认为在制作过程中使用了沥青之类的东西浸泡。但是现在我们已经知道这是不对的。木乃伊刚被制作出来的时候也是雪白而雅致的，我们所熟悉的黑色或者深褐色其实是漫长的时间带来的氧化效果。

木乃伊的制作是一套非常完整的技术，按道理说在制作木乃伊的过程中，古埃及人可以积累非常丰富的解剖学知识，并且对医学有很大的促进作用。但是很遗憾的是，制作木乃伊的工匠并非是医生，他们的社会地位比较低下，而且人类对于剖开尸体的行为还是有些复杂矛盾的感情，所以木乃伊的制作者甚至会受到象征性的辱骂。

虽然在上千年的木乃伊制作过程中，似乎根本没有发展出成体系的解剖学来，然而木乃伊制作中使用的包扎方法却非常先进，和现代医学中使用的包扎方法相比，想必也毫不逊色。但是这种包扎方法在当时究竟有没有应用到给活人治病的医学中去，我们就完全不清楚了。

古希腊的历史学家希罗多德在游历埃及之后，记载了木乃伊制作的三种方法。这三种方法的花费大不相同，最昂贵的技艺当然只有达官显贵才能享受得到。在这种制作方法里，工匠用铁管经过鼻腔把大脑抽出来，然后再切开腹部取出内脏，之后尸体在防腐液里浸泡70天，最后再进行清洗，用亚麻布包裹以后装进人形的木头箱子里。

成本低一点的方法是，从肛门注入杜松油，然后把尸体放进防腐液里浸泡70天，在这个过程中腹腔里的脏器会融化掉，并且从肛门流出来，之后再制作成木乃伊。

成本最低的方法对应的木乃伊制作过程就更加简化了，只不过是清洗尸体和70天的防腐液浸泡。

这里有一个值得注意的小细节，并不是所有的脏器都会被取出，有一个脏器是一定要保留在木乃伊之中的，那就是心脏。因为正如前文所说，古埃及人认为人死后是可以重生的，而神灵在评判死掉的人时，是通过称量心脏的重量来完成的，所以在古埃及的壁画中我们可以看见这样的画面：在神灵阿努比斯的监督之下，人的心脏和一根羽毛被分别放在天平的两端。如果一个人的心脏甚至不如羽毛重的话，那他在地府的日子怕是不太好过了。

至于那些不够重要而不能留在木乃伊里的器官，也有专门的保存方法。它们会被分别放在罐子里，并且有专门的神灵负责保护它们。负责这个工作的神灵是霍路斯的四个儿子，他们分别保护着死者的肝、肺、胃、肠。这种特殊的罐子有个专门的名称，叫做卡诺皮克罐（Canopic jar），罐子上面雕塑的形象正是霍路斯的四个儿子。所以，如果你在电影里看见木乃伊的身边放有五个罐子的话，那很大可能是导演把这个事情搞错了。

木乃伊的制作为今天的人们保留了重要的信息，医学史专家通过对木乃伊的研究，可以了解古埃及的时候人们真实的健康状况。

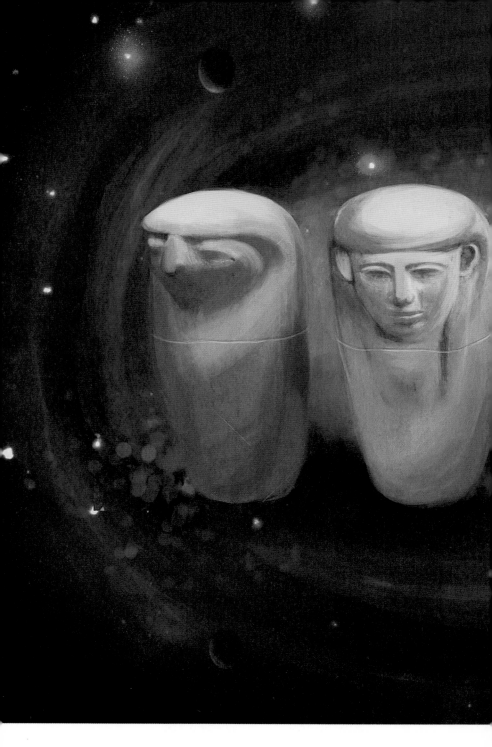

卡诺皮克罐

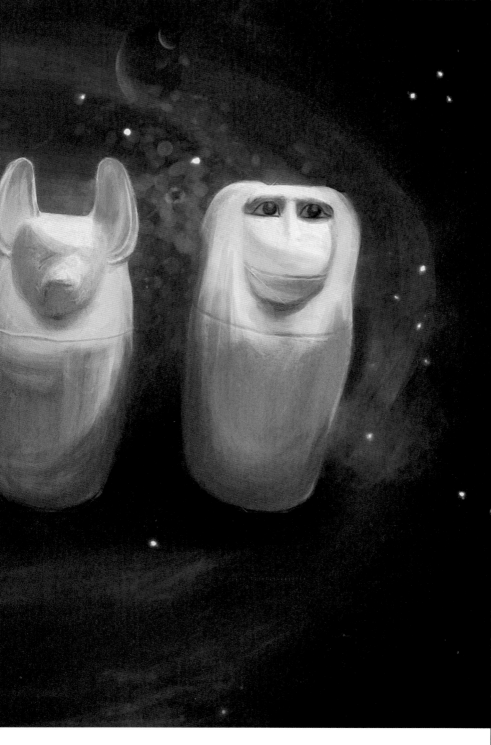

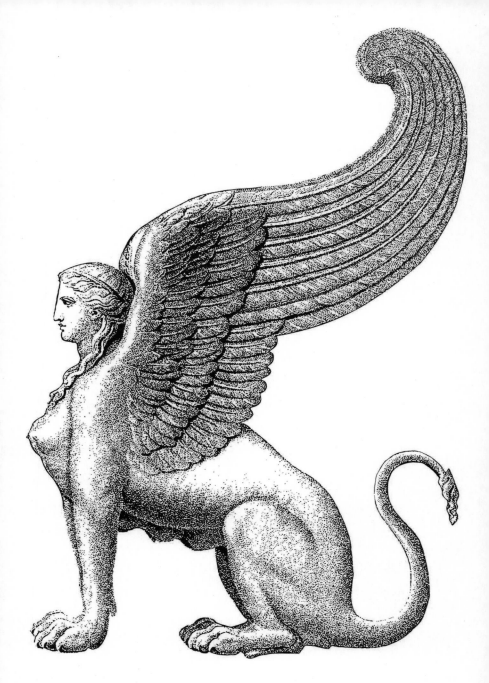

斯芬克斯

斯芬克斯

斯芬克斯（Sphinx）的名字源自希腊语"Sphiggein"，意思是"拉紧"，因为在那个时候人们的想象之中，斯芬克斯是一个经常把人掐死的怪物。斯芬克斯的形象是个地道的"四不像"，我们大家所熟悉的关于斯芬克斯的故事，来自神话中的悲剧人物俄狄甫斯。

传说俄狄甫斯在刚出生的时候，他的父亲向神祈祷，结果被神灵降下预言，说这个孩子长大之后会杀父娶母。他的父亲自然十分厌恶这个孩子，于是把他的脚捆住，放到一个箱子里然后扔进了河中。之后俄狄甫斯被人救起并起了名字，他名字的意思正是"肿痛的脚"。当俄狄甫斯长大以后，外出游历，恰好遇到了自己的亲生父亲。

可是俄狄甫斯和他的父亲互相并不认识，结果和神灵的可悲预言一样，因为一点点小争吵，俄狄甫斯失手杀掉了自己的亲生父亲。在毫不知情的情况下，他来到了底比斯城，当他父亲的死讯传到底比斯城的时候，许多人为了他母亲的美貌和财产而来求婚。俄狄甫斯的母亲为了考验这些求爱的人，于是提出了一个难题，那就是谁能除掉底比斯城外的怪物斯芬克斯，谁就可以娶她。

这时，斯芬克斯还蹲在底比斯的城外，耐心地问南来北往的旅人问题，如果谁回答不上来他的问题他就会把这倒霉蛋掐死。当俄狄甫斯找到斯芬克斯的时候，斯芬克斯问出了那个著名的问题："什么动物早晨四条腿，中午两条腿，晚上三条腿？"俄狄甫斯心思聪颖，马上就想到了这个问题的答案，那就是人。因为婴儿只会爬，成年人可以行走，而老年人需要拐杖。

俄狄甫斯回答出了这个问题，斯芬克斯羞愤难当，于是跳下悬崖自杀了。达成了任务的俄狄甫斯回到底比斯城娶了自己的亲生母亲，可以想见，这个故事的结局是何等的悲伤。男孩在小的时候，会有一个阶段迷恋自己的母亲，而有点讨厌自己的父亲，在心理学上有一个专有名词，就叫做俄狄甫斯情结。

至于斯芬克斯，后来也和医学沾上了一点点关系。当解剖学家发现人体内有一种肌肉，长成一圈圈的样子，收缩的时候也是环状的缩紧，他们就不由得想到了古埃及神话中的斯芬克斯，因为斯芬克斯掐死人时双手活动的样子和这种肌肉的活动很相似。于是，解剖学家用斯芬克斯的名字命名了括约肌（sphincter）。

以斯芬克斯的名字命名的东西可不仅仅是括约肌。1966年的时候，一群加拿大的养猫爱好者发现了一窝没毛的小猫，经过不断培养，终于培养出了一个新的品种——加拿大无毛猫（Canadian Hairless）。这种猫因为没有毛，所以看起来十分怪异。喜欢猫的人对它爱到极处，不喜欢猫的人则觉得这个小家伙就是个小怪物。所以这种猫的另一个名字——sphynx也来自斯芬克斯。

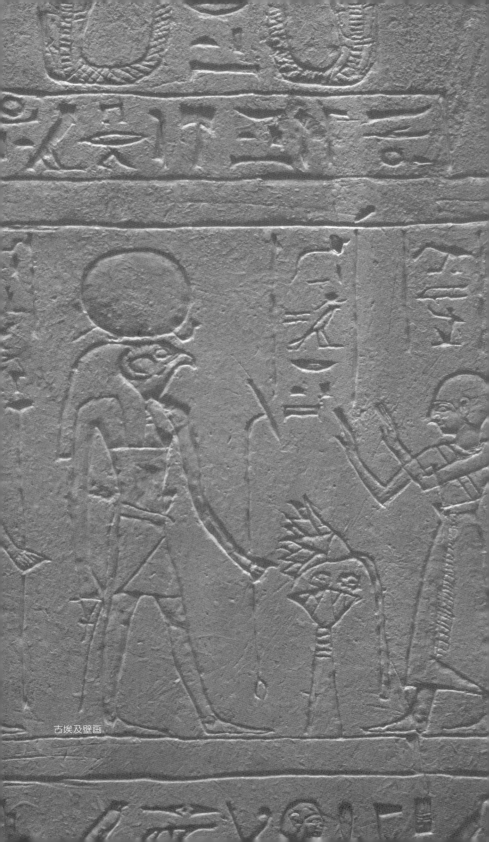

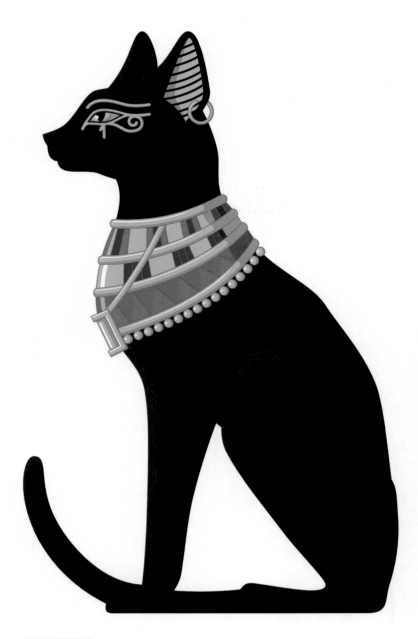

古埃及猫的形像

猫

在埃及的诸多动物中，猫的地位出奇的高。传说有一次，太阳神拉（Ra）神变作了一只猫，打败了蛇神。所以在古埃及的文化传统里猫也曾是神灵的象征。据说曾有一名罗马士兵因为杀死了一只猫而在埃及被活活打死，看来古埃及人可以称得上是地道的"猫奴"啊。

除了这个太阳神的传说之外，古埃及还有一个与性崇拜相关的神灵——巴斯泰（Bastet），她就是猫的身子。这个女神是太阳神拉的女儿，也有传说把她描述成伊西斯的化身，她掌管着妇女怀孕等一系列与性相关的事情，从她的属性和形象上有明显的美索不达米亚平原女神伊什塔尔（Ishtar）的痕迹。

有了神圣的地位自然就会承担相应的神圣的责任，这个责任就是死。古埃及人既然给了猫这么崇高的地位，那么在丧葬方面自然也不含糊。人死了以后，按照古埃及的习俗会被制作成木乃伊，而他养的猫也会被一起做成木乃伊。考古发现大量的猫被做成木乃伊集体埋葬。除了猫之外，另一种常见的动物木乃伊就是那个教会了医生灌肠技术的朱鹮。

据说古埃及在巴斯泰女神的神庙里交点钱就可以买到猫的木乃伊，购买者可以将猫木乃伊陪葬，这样到了阴间之后，猫就会为这个人美言一番。看来在古埃及人的心中，猫真是能言善辩的小伙伴啊。看在猫这么懂事的份上，要是古埃及家养的猫死了，主人会剃掉自己的眉毛表示哀悼。

其实除了是"猫奴"之外，埃及人还崇拜许多动物，比如牛、鹰、鳄鱼、鹅、山羊、狗、鸡、燕子、豺。在对动物的崇敬上，古埃及人真是做到了极致，什么好吃好喝都不在话下，当然这些神圣的动物都有可能被做成木乃伊。这些木乃伊给后世的考古学家造成了不小的困扰，曾有考古学家以为自己发现了一个公主的木乃伊，结果打开以后发现是只狒狒。

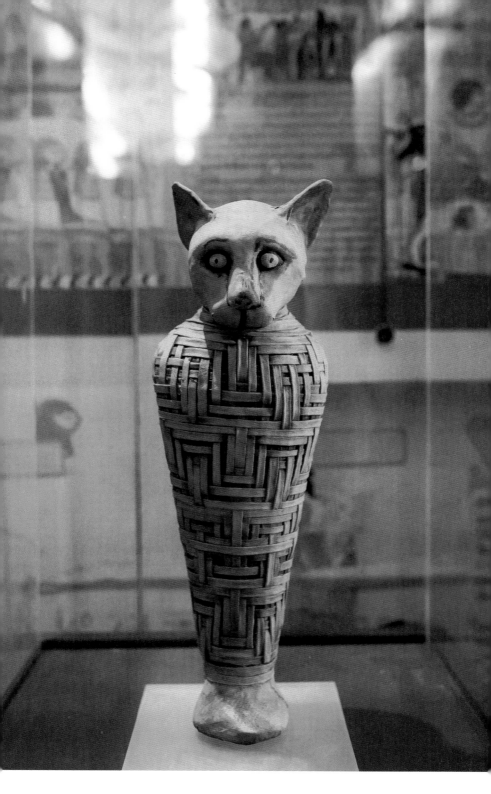

猫木乃伊

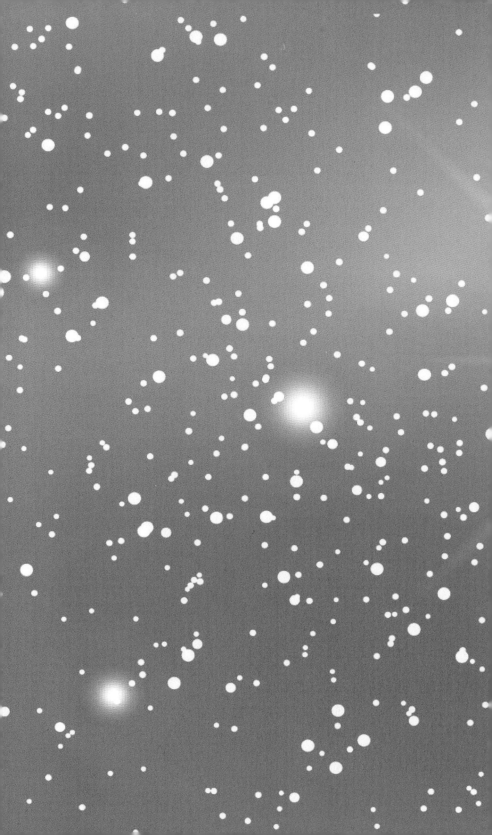

众神的辉煌

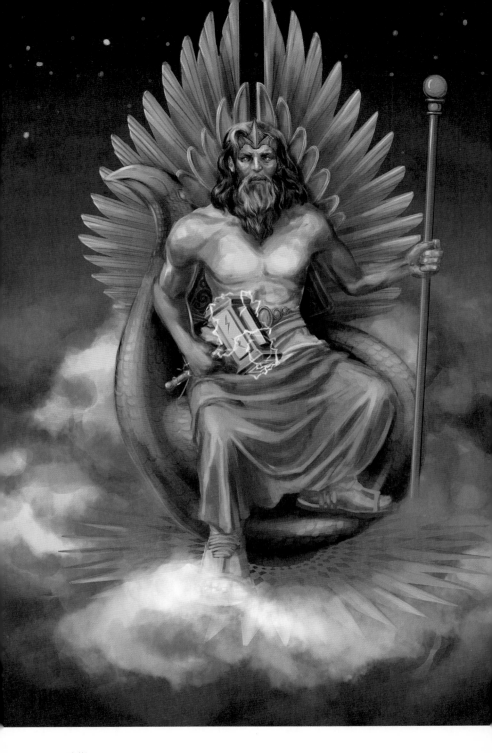

宙斯

宙斯和赫拉

在希腊神话之中，宙斯是众神之神，操纵着独眼巨人为他打造的武器，统治着神话世界。他的形象是高坐在宝座上，一手拿着权杖，一手拿着雷电之锤，长卷发，大胡子。

作为最高神灵，宙斯当然代表的是公正和权威，但是他的私生活就混乱了一些，不断和各路女神以及凡人生下私生子。所以后来天文学家用他的名字命名了木星之后，就用他情人的名字去命名了木星的那一大堆卫星。

宙斯的妻子赫拉对丈夫的这种四处留情的行为非常不满意，每次宙斯爱上其他女子，赫拉就会千方百计地折磨这些女子。不管这对夫妇的行为和凡人中的欢喜冤家如何相似，他们毕竟是神话中的第一家庭，只要是讲希腊神话故事，就绕不开他俩，哪怕是仅仅与医学相关的这么一点内容。

首先，赫拉本身执掌的事情就和医学有一点小关系，除了掌管妇女和婚姻之外，她还是生育的守护神。当然，赫拉似乎把全部的精力都用在了对付宙斯上，对自己的这个职责不那么关心。

其次，在下面我们要讲的故事里，主人公许多都是宙斯四处风流留下的后代，而且这些故事里随处都能看到赫拉嫉妒的身影。最后，宙斯也有一个传说和医学略有关系，我们来讲讲。

这个故事还要从英语的词根说起。"cap/cab"这个词根代表的是"头"的意思，所以也就引申有领导、带领的意思，因此像captain（舰长、上尉）、capital（首都）这样的单词里都有这个词根。那么有趣的问题来了，为什么cabbage（卷心菜）这个单词里居然也有它呢，难道是因为它长得像个脑袋？当然不是。

原来，在神话之中有一个说法，宙斯头上的汗珠滴落到了人间，就变成了卷心菜，天神身上掉下来的东西一定具有神奇的作用，所以在古希腊和古罗马时代，卷心菜是医生们特别喜欢用的一种药物。不管是达官显贵还是普通老百姓，生病了统统都会喝卷心菜汁，想必当时的医生认为这样他们就可以得到宙斯的庇护了。但是，更可能的是卷心菜本身长得就像人头，在这一点上，精通命名原则的植物学家会给出更可信的答案。

这个传说十分有趣，但是细心如你一定发现了问题，古希腊和古罗马是不用英语的，这个传说是不是有点不太可靠呢。其实，我们现在看到的英语也是经过漫长时间演化而来的，吸收了大量其他语言的词汇，有学者认为，英语里80%的单词都是外来的。所以，其实这几个单词也都是从希腊文和拉丁文里被吸收进来的。

希腊神像的特点

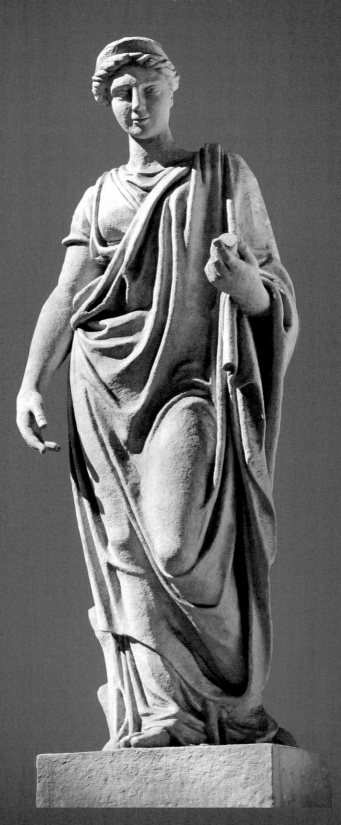

赫拉

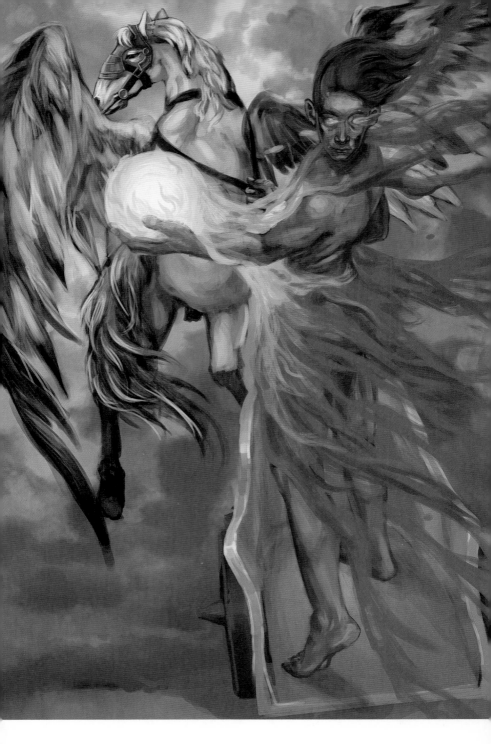

阿波罗

阿波罗

说完了宙斯，我们说说他的一个儿子。那就是和医学关系最密切的两个神灵之一——阿波罗。在整个古希腊、古罗马时期，这位融合了多个文明因素的神被认为是"最具希腊性的"神，而且在希腊和罗马神话中，阿波罗是唯一一个名字没有改变的主要神灵，足以见得在神话流传的过程中，阿波罗的故事得到了多么完整地继承。

我们都知道阿波罗是太阳神，十二主神之一。但是他可不仅仅是太阳神这么简单，他还是音乐、诗歌、预言、艺术和医疗之神。阿波罗如此受人民爱戴，这或许和他的至情至性有关，他的经历与情感比我等凡人要丰富得多。

故事开始于女神勒托怀了宙斯的孩子，这样自然又让赫拉十分嫉妒。当生育女神去为勒托接生的时候，赫拉千方百计地进行了阻挠，让生育女神晚到了九天。而且赫拉还下令不允许勒托在大地上生育。道理上讲，赫拉本身就应该是生育的守护神，但是居然干出了这样的事情，可见嫉妒才是她最大的特点啊。

当时勒托已经过了预产期，但是没办法生产，更没人收留她。最终，海神波塞冬压抑不住自己的怜悯之情，在海中升起一座小岛，让勒托在这个岛的一棵棕榈树旁生下了自己的孩子。她先是生出了一个女儿，就是月亮和狩猎之神阿尔忒弥斯，之后又生下一个儿子，就是太阳神阿波罗。

勒托历经了如此多的苦难才生下了自己的两个孩子，但是赫拉的怒火还是没有熄灭，于是她又派出了一条大蛇来追踪勒托。可这个时候，强大的神灵阿波罗已经降生了，怎么会惧怕这种小小的怪物呢。传说中阿波罗出生之后一边奔跑一边长大，很快就成为了一个强壮的英雄，他杀死了这条大蛇，还在这条蛇死掉的地方建立了自己的神庙，这就是举世闻名的德尔菲神庙（Delphi，意思是海豚）。

在德尔菲神庙的门楣上，刻着一些警示的话语，其中最为著名的就是"认识自己"和"过犹不及"两句了。这两句话是如此的意味深长，足以让几千年来的人不断思考。

但是，略有讽刺意味的是，因为对自己母亲勒托的爱无限深厚，所以任何对于勒托的不敬，都会招致阿波罗和阿尔忒弥斯这对姐弟极为可怕的报复。阿波罗不断告诫世人"过犹不及"，但是他们姐弟俩的行为却往往过度。

一个悲剧故事充分说明了这一点。宙斯还有一个叫做安菲翁的私生子，他和自己的老婆生了七男七女一共十四个孩子，于是他的妻子傲慢地说，勒托不过只有两个子女，自己的孩子是她的七倍。这样也不算过分，但是随后她又嘲笑勒托当初找不到生孩子的地方，这样可就大大地触犯了勒托的尊严。

于是勒托哭着对阿波罗和阿尔忒弥斯说起这件事情，而且还说如果任由这个女子侮辱自己，那么自己以后再也得不到任何人的尊重。这时，阿波罗打断了她的话，他说，"不用再说了，这样只能耽误惩罚他们的时间。"于是阿波罗姐弟二人在空中拉开弓箭，把安菲翁的十四个孩子全部杀死，安菲翁看到这样悲惨的一幕也绝望地自杀了。更加残忍的是，他们让孩子的母亲活了下来，独自承受着无尽的悲痛。

这个故事的讽刺意味不仅在于阿波罗的座右铭，对月亮女神来说也是一样。因为在月亮女神三岁的时候，宙斯让她自己选择想要的礼物，她选择了永远的贞洁、弓箭和寂静的山林。所以她也是神话中的三大处女神之一，保护着处女的贞洁，同时她也还保护着妇女的生育。不过，阿尔忒弥斯对自己医学方面的庇护作用似乎并不热心，正像刚才的故事里讲的那样，该杀人的时候她从不手软。

相比之下，阿波罗和疾病以及医学方面的关系可就非常密切了。刚才的故事里讲到了，阿波罗姐弟俩最常用的武器都是弓箭，而阿波罗的弓箭可不止是直接射穿敌人的身体这么简单，在神话里他的弓箭还有一个重要的作用，那就是散播瘟疫。没错，阿波罗本身也是著名的瘟疫之神。说起他散播瘟疫的故事，就发生在大家都非常熟悉的故事——特洛伊战争里。

特洛伊战争的根源也是因为宙斯的风流韵事，宙斯的私生女海伦是当时的天下第一美女，她美丽的容貌简直到了无法用言语形容的地步。据说当十年的特洛伊战争结束之后，希腊的将士终于见到了海伦，当他们看见海伦那超越了时间的美貌时，不但没有埋怨因为她而征战十年，反倒是感慨道，"我们愿意为了你再打十年仗。"

因为海伦，希腊和特洛伊发生了这场惊天动地的大战，神灵们也都在这场战争里纷纷出手，阿波罗也不例外。在一次战斗中，著名的大英雄阿喀琉斯俘虏了一位美丽的少女，这个姑娘的身份可不一般，因为她的父亲是阿波罗神庙的祭司。身为祭司的父亲来到对方的军营，恳求希腊人可以让自己赎回女儿，但是希腊的统帅不但没有答应这个要求，甚至还威胁要杀掉这位祭司。

这位悲伤而绝望的父亲想不到任何可以解救自己女儿的方法，只能来到阿波罗的神庙中，向自己供奉的神灵祈求。当阿波罗听到这件事的时候，感到自己的威严受到了最大的冒犯。于是他像当初为了自己的母亲报仇时一样，提起了弓箭表达自己的愤怒，他在空中射出了无数的箭矢，呼啸之间便把瘟疫带给了希腊军队，让军营之中将士死伤无数。

有人说，阿波罗带给希腊军队的瘟疫就是鼠疫，这无从考证。但是，在有些阿波罗神庙之中，在神像的脚下就雕刻有老鼠的形象。在古希腊，还发行过带有阿波罗形象的硬币，上面就是他手里拿着一只老鼠的形象。不止如此，阿波罗还有一个别名叫做史鸣修斯（Smintheus），意思就是老鼠。

如果根据这些故事，我们就简单地认为阿波罗在与医学有关的传说里仅仅扮演着一位瘟疫传播者的角色，那就小看他了。要知道，在很长的一段时间里，阿波罗的主要职能就是医疗之神。那是在古罗马崛起之后，阿波罗崇拜传入罗马时，就是以医疗之神的形象出现的。

在世界各地的神话中，太阳神的地位都是很高的，阿波罗在希腊有着这么高的地位，为什么偏偏跑到罗马以后就放低身段，从事了医疗行业呢？其实这个原因说出来也非常简单，那就是因为在罗马本地的神话里，原来根本就没有医疗之神，而随着希腊神话的传入，阿波罗地位高、名气大，本来就有医疗的能力，成为罗马重要的医疗之神也就是顺理成章的事情了。

在公元前436年，罗马闹了一场大瘟疫，当时的罗马人就向神灵虔诚祈祷，但是并不管用。第二年，瘟疫闹得更凶了，这时候又有外敌入侵，罗马人在走投无路的情况下甚至任命了一个独裁官来应对危机。连续三年，罗马人向神灵祈求都没什么效果，实在没办法，于是便请求阿波罗来帮助他们渡过难关，而且许愿说如果瘟疫消退，那么就为阿波罗修建一座神庙。

巧合的是，在向阿波罗祈求之后，瘟疫真的渐渐消退了。于是在公元前431年，罗马人修建了第一座阿波罗神庙。虽然阿波罗是个多面手，擅长很多方面的东西，也有许多别名。但是这个神庙可是非常明确的是献给医神阿波罗·梅迪库斯（Apollo Medicus）的。注意他的这个名字，Medicus是不是和医学的英文单词Medicine非常相似，有的学者认为Medicine这个单词真的就源自于阿波罗的别名。

要知道阿波罗的别名非常之多，从这些别名的来历就可以了解到许多关于阿波罗的故事。比如在埃及，阿波罗的别名叫做霍路斯，是不是很眼熟，在前面的文章里，我们已经说过了这个神灵，既是太阳神，也是医疗之神，跟阿波罗很有几分相似之处。或许正是因为这个原因，当阿波罗崇拜传入埃及的时候，这两个神灵有时候也就被混为一谈了。

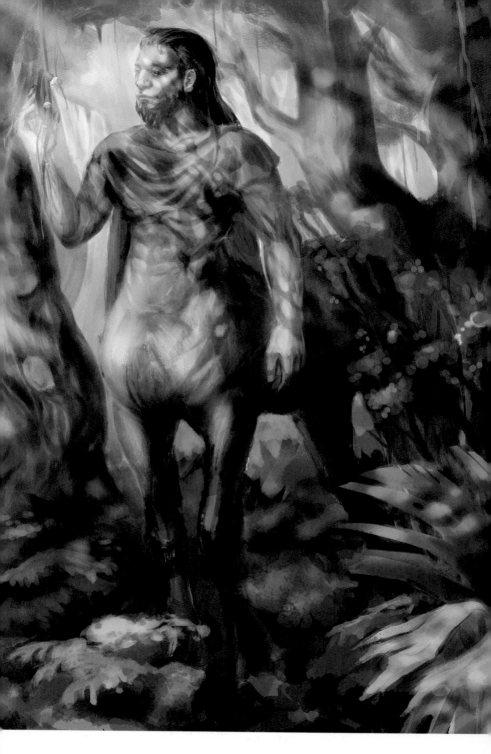

喀戎

喀戎与他的弟子们

前面已经说了，和医学关系最密切的神灵有两个，一个是太阳神阿波罗，另一位就是接下来我们要讲到的精通医术、半人半马，又有不死之躯的喀戎了。喀戎是一位非常特殊的人马，因为人马族是个野蛮的种族，唯独喀戎是个特例，有知识有文化，而且精通医术。他在医术方面的名声之大，一直到了今天还在被人敬仰，美国的一家生物科技公司就是以他的名字命名的。

喀戎不但医术精湛，而且他在医学教育方面的功绩更大。希腊神话中的许多英雄都是他的学生，比如前面讲到的特洛伊战争里，俘虏了阿波罗神庙祭司女儿的那位英雄阿喀琉斯，就是喀戎的学生。

喀戎的弟子中，功业最为显赫的要算是赫拉克勒斯了。这位英雄也不一般，他是宙斯的私生子，和其他人的故事一样，他也被赫拉深深嫉恨。赫拉命令疯狂女神来折磨赫拉克勒斯，让他在疯狂之中犯下了大错。为了赎罪，赫拉克勒斯历经了无穷的磨难，完成了十二件不可能完成的任务，并最终得到了赫拉的原谅。在整个神话中，赫拉克勒斯堪称是最伟大的英雄。

这位最伟大的英雄辉煌的一生中也有一个遗憾，那就是没有像其他英雄一样死于战场，而是因为种种原因再次疯狂发作。他为了不再伤害无辜的人，于是让他最亲密的朋友点起一堆火，跳入火中自焚。所以也有人认为，赫拉克勒斯是有记载的最早的精神疾病患者。他死后也变成了神灵，其形象升到夜空中，成为了英仙座。

喀戎另一个值得一提的好学生叫做帕尔修斯，他有一个伟大的功绩，那就是杀死了大怪物美杜莎（Medusa）。传说美杜莎的每一根头发都是一条毒蛇，而凡是看见美杜莎眼睛的人则会变成石头。帕尔修斯得到了智慧女神雅典娜的帮助，女神给了他一面光滑的盾牌，帕尔修斯用这面盾牌当镜子，在镜子里观察美杜莎的行动，然后反手砍下了她的头颅。

美杜莎的身体内流淌着两种不同的血液，具有相反的效果。在她身体左侧流淌的血液是世间最厉害的毒药，只一滴就可以让人死去；在她身体右侧流淌的血液却是医死人肉白骨的良药，也只需一滴就可以让人的病痛痊愈甚至死而复生。有这样神奇效果的血液自然是不能浪费，帕尔修斯取回了美杜莎的血，并且交给了帮助过他的智慧女神雅典娜。

说几句题外话，门脉高压症患者的腹部会出现腹壁静脉曲张的现象，被翻译成了海蛇头（caput medusae），其实是有点不准确的，毕竟它的本义就是美杜莎的脑袋，所以翻译成"美杜莎头"或者"长满海蛇的头"或许更好。

《美杜莎》画像
背后的医学故事

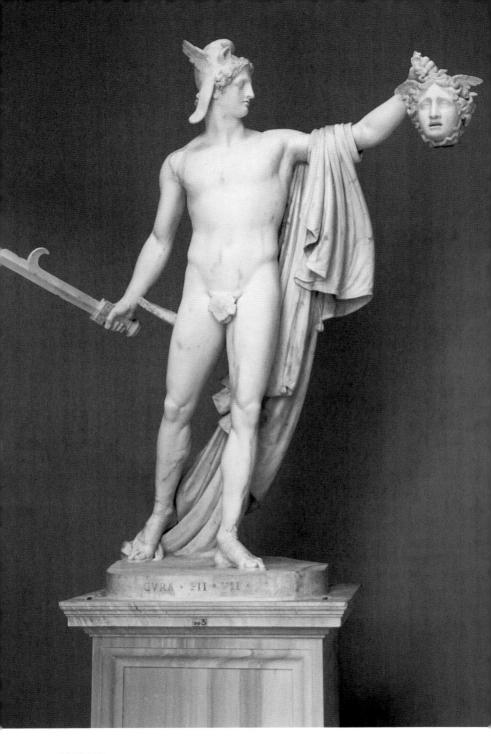

美杜莎之死

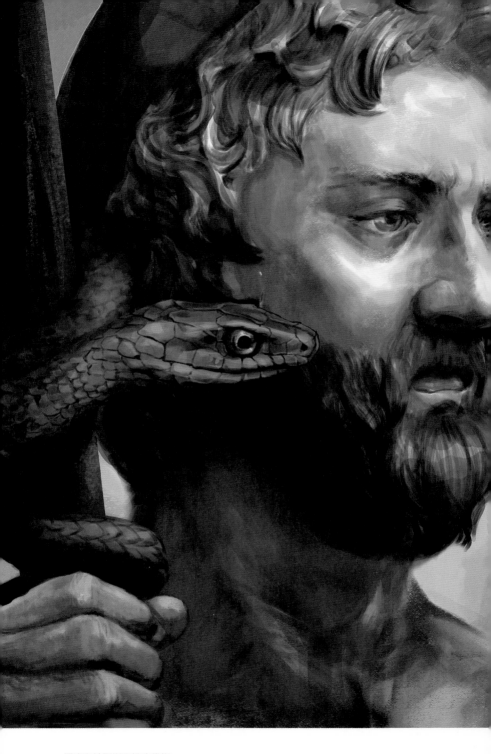

医疗之神阿斯克勒庇俄斯

阿斯克勒庇俄斯

接着我们要说的一个神，与以上所讲的所有故事都有丝丝缕缕的联系。他是阿波罗的儿子，继承了阿波罗医疗的神力；他是喀戎的学生，学习了喀戎的医学技巧；他是美杜莎之血的拥有者，从智慧女神雅典娜手中获得了这个世界上最神奇的药物。他是希腊神话中最重要的医疗之神，他的标志直到今天仍然是医学的象征，他的形象依然在星空中有一席之地，他的后人是历史上最伟大的医生。他，就是阿斯克勒庇俄斯。

阿波罗和他的父亲宙斯一样多情，一样与众多的凡人女子相爱并生下子女。一次，他爱上了美丽的公主科洛尼斯（Coronis），很快公主就怀上了阿波罗的孩子。但是科洛尼斯即使是沉浸在爱情的喜悦之中，内心依然有着深深的忧虑。阿波罗是永生的神灵，可是自己毕竟只是个凡人女子，年华会逝去，容颜会苍老。科洛尼斯害怕自己迟早会被阿波罗抛弃。

与暂时的甜言蜜语相比，科洛尼斯更希望找到一个可以和自己厮守终生的爱人，于是她背叛了和阿波罗的爱情，与一个凡人男子偷情。这一切被阿波罗的圣鸟乌鸦知道了，乌鸦把这些隐秘全都告诉阿波罗。这让阿波罗极为愤怒，他来到了科洛尼斯的面前，拉开弓箭，想要杀死这位昔日的恋人。

可是面对科洛尼斯的时候，阿波罗又想起了当初的种种柔情，迟迟下不去手。科洛尼斯经过了开始的惊慌之后，很快平静了下来，如果此时她恳求阿波罗的原谅，也许故事不会是悲剧的结局。但是科洛尼斯并没有这样做，她没有丝毫的悔过和哀求，于是阿波罗在愤怒之下，松开了自己拉开弓弦的手，利箭瞬间穿透了科洛尼斯的身体。

杀死往日恋人的阿波罗看见科洛尼斯的尸体，不由得悲伤涌上心头，他开始悔恨，并且想用自己的医术挽回科洛尼斯的生命，但是这些努力都无济于事。于是，阿波罗想给科洛尼斯实施火葬，而在火葬之前，阿波罗想起科洛尼斯的肚子里还有他们的孩子，于是阿波罗剖开了科洛尼斯的尸体，取出这个孩子。这就是第一次剖宫产手术，而这个孩子就是医疗之神阿斯克勒庇俄斯。告密的乌鸦最终也被阿波罗迁怒，本来乌鸦有一身雪白的羽毛，但是因为这件事，阿波罗把它们变成了浑身黑色。

至于对自己的儿子，阿波罗非常喜爱，为了让他受到良好的教育，继承医术，阿波罗把阿斯克勒庇俄斯送到了人马族的喀戎那里。正如前文所讲的那样，喀戎教育出了许多伟大的英雄，而且他也认为这是一件荣耀的事情。能给阿波罗的儿子当老师，自然是他求之不得的好事。于是，阿斯克勒庇俄斯就在喀戎那里学习到了医术的奥秘。

关于阿斯克勒庇俄斯的故事很多，最被人纪念和称道的就是他行走四方施展医术的故事。相传，有一次阿斯克勒庇俄斯正在为如何治疗疾病而苦苦思索，这个时候一条毒蛇爬上了他的手杖，于是他杀死了这条毒蛇。不一会，他发现另一条毒蛇嘴里含着一棵草药再次爬上了他的手杖，并用这棵草药救活了死掉的毒蛇，阿斯克勒庇俄斯顿时醒悟，于是他取来这棵草药，发现了它无与伦比的治疗效果，并且用它治病救人。

在另一个传说之中，阿斯克勒庇俄斯因为继承了阿波罗的基因，在治病方面本就家学渊源，而且他还得到了自己的姑姑、智慧女神雅典娜的帮助。要知道雅典娜手里可是有神药的，那就是帕尔修斯献给她的美杜莎之血。雅典娜看见阿斯克勒庇俄斯有志于医术，于是就把具有治疗效果的美杜莎之血赠给了他。有了美杜莎之血，阿斯克勒庇俄斯不但能治疗活人的疾病，甚至能将死人复活。结果有一次他不留神救活了一个不该救的人，反而给自己引来了杀身之祸。这事还得从他的另一个姑姑阿尔忒弥斯说起。

月亮和狩猎女神阿尔忒弥斯谈恋爱了，恋人叫做奥里翁。本来奥里翁是因为身患疾病而来到阿波罗的神庙寻求治疗，结果在神庙里治好了病还不算，还跟女神阿尔忒弥斯两情相悦，成为了恋人。但是这段恋情并不被阿波罗认可，于是阿波罗想出了一个办法。有一次，奥里翁在河里游泳，水面只露出头顶来，阿波罗于是和阿尔忒弥斯打赌说她肯定射不中这个水里的东西。

阿尔忒弥斯一来不知道这是自己的恋人，二来她和阿波罗一样都是以擅长使用弓箭而著称，忍不了阿波罗这样奚落自己。于是女神拈弓搭箭，一下就把奥里翁射死了。事后知道真相的阿尔忒弥斯自然是悲痛欲绝，想尽一切办法来复活奥里翁。掌管医疗的最重要的两个神都和自己关系密切，一个就是自己的弟弟阿波罗，但是这件事的始作俑者正是他，自己肯定是得不到他的帮助了。

另一个医疗之神阿斯克勒庇俄斯是自己的侄子，阿尔忒弥斯为了救活恋人就找到了他求助，阿斯克勒庇俄斯怎么能拒绝自己姑姑的请求呢，于是利用美杜莎的血把奥里翁救活了。这本来是件皆大欢喜的好事，但是有人不高兴，这个人就是地府的主人哈迪斯。说起来哈迪斯也不是外人，他是宙斯的哥哥，也就是阿波罗和阿尔忒弥斯的伯伯。

哈迪斯心想，如果有神医能把死人救活，地府里死人就会越来越少，那以后自己管谁啊，权力岂不是全没了。于是哈迪斯找到自己的弟弟宙斯诉苦并把这些烦恼统统说了出来，非得让宙斯做主。宙斯没法拒绝自己亲哥哥的要求，只好降下一道闪电，劈死了死而复生的奥里翁，还顺手劈死了自己的亲孙子阿斯克勒庇俄斯。这一家人啊，总是这么杀来杀去的。

猎人奥里翁后来升入天空成为了猎户座，而阿斯克勒庇俄斯死后，也被成为了一个星座，因为蛇和手杖是他的标志，所以这两件东西也鸡犬升天，一起成了这个星座的一部分，这就是蛇夫座的由来。好吧，原来这个星座就是代表医生的星座啊，前几年有传言说蛇夫座也要成为黄道星座之一，想必医生们是非常高兴的，可惜最终也没有实现。

阿斯克勒庇俄斯死去之后，他的父亲阿波罗再次悲愤不已，要为自己的儿子报仇。但是一个难题摆在阿波罗面前，那就是自己的杀子仇人恰恰又是自己的亲生父亲宙斯，无论是从力量上，还是从情理上，阿波罗都没法亲手报仇。恼羞成怒的阿波罗只好迁怒于独眼巨人，正是他们将雷霆打造成了武器，让宙斯用以惩戒神灵与凡人。

阿斯克勒庇俄斯虽然死了，但是他的蛇杖形象却被传承了下来，几千年来一直作为医学的标志。直到现在，我们可以看到许多和医疗有关的事物上都有蛇杖，正是象征了这样的文化传承。

　　但是我们也经常看到另外一种蛇杖，是两条蛇缠绕一根手杖，上面还有一对小翅膀，从外形上看，和阿斯克勒庇俄斯的手杖略有差别，它们还真就不是一回事。前几年热播的医疗剧《豪斯医生》的海报中也运用了这个元素，豪斯医生本人化身手杖，两条蛇缠绕在他身上，再加上身后的一对翅膀，显得豪斯医生似乎和医疗之神融为一体似的。

　　带翅膀的双蛇杖的典故也出自希腊神话，它的主人也是十二主神之一，阿波罗的弟弟、神使赫尔墨斯。赫尔墨斯小时候曾经偷过阿波罗的牛，所以是盗贼之神。当阿波罗抓住他的时候，他拿出自己发明的琴来交换这群牛，身兼音乐之神的阿波罗欣然同意，因为做成了世间的第一笔生意，所以赫尔墨斯也是商业之神。商业对公平公正的需要是很高的，赫尔墨斯又逐渐代表了公平。

　　因为其中的公平含义，在有些医学鉴定部门的标志上也可以见到双蛇杖的标志。但是双蛇杖和代表医学的蛇杖是两回事，在医学相关内容上使用似乎不如单蛇杖来的典雅。

　　阿斯克勒庇俄斯有个叫海基亚的女儿，也是掌管医学的神，她的标准形象是一手执蛇，一手执药碗。她的形象后来演化成了药学的标志，就是蛇缠绕药碗的图案。直到今天，还有药店在使用蛇缠绕药碗的图案作为醒目的标志。另外，现代的卫生（hygiene）一词也是源自她的名字。

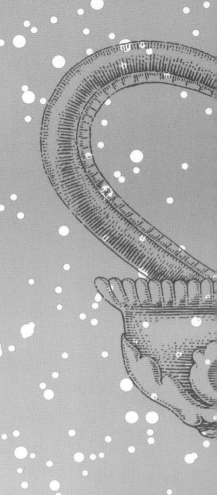
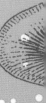

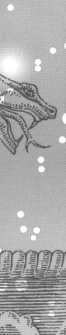
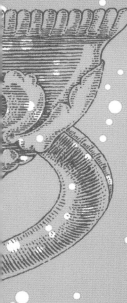
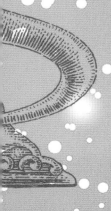

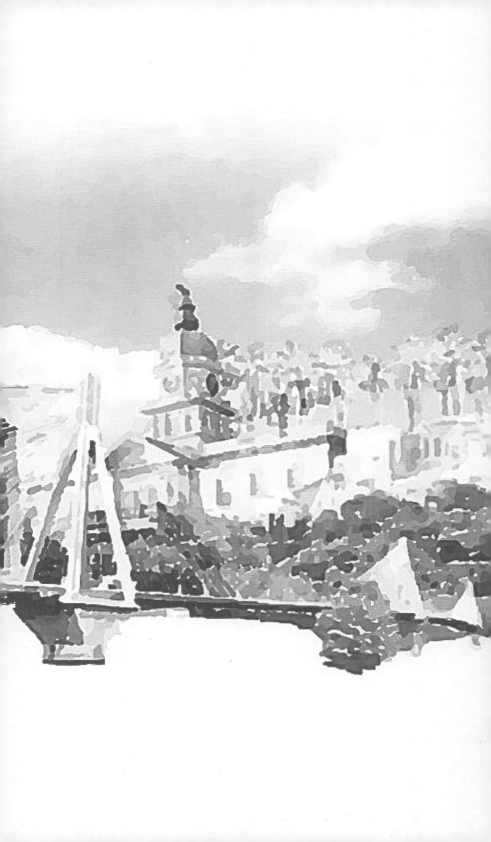

希腊
医学史

希腊的传染病和民主

希腊是一个岛国，山多丘陵多，但是没有大江大河形成的冲积平原，所以就没有大块的土地，能种庄稼的地方都是山间的小块平地。那这里的农民从哪里弄粮食呢？有办法，希腊有一个得天独厚的优势，那就是地中海。地中海虽然叫做海，但是被陆地包围着，更像是个湖泊。所以这片海上通常都风平浪静，特别适合航行，而且这里到处都是小岛，船只航行的时候很容易得到补给。

这样的便利条件让希腊在很早的时候就拥有了非常强大的航海能力，没粮食好办啊，开船去买就是了。可是问题又来了，用什么买呢，得有值钱的东西。山多、丘陵多，虽然不方便种粮食，但是非常适合种葡萄和橄榄这样的经济作物。与水稻、小麦相比，种植橄榄树对于环境的破坏要小很多，毕竟这种树只适合生长在石头很多的山上。

种橄榄和葡萄有巨大的好处，一来这些作物值钱，换粮食绰绰有余。二来希腊的农民和自然界的微生物接触的机会少，得传染病的几率也就少。换句话说，希腊人民不但有办法很容易就弄来粮食吃，而且把种粮食带来的传染病风险转嫁到了外国的农民身上。因为缺少传染病的威胁，希腊人民很快就富裕了起来。但是这个国家的山太多，交通相当不方便，所以也就没能形成中央集权的帝国，而是形成了一个个独立的城邦。

城邦之间谁也管不了谁，自然就到处是竞争，这让整个希腊都焕发着勃勃的生机。古希腊的微寄生所消耗的资源少了，留给巨寄生的资源自然就多了起来，这就促使古希腊的文明飞速发展，仿佛在一夜之间就进入了文明的成熟期，就像从宙斯脑袋中跳出的雅典娜。

同时像之前讨论过的，古希腊的文明本身可以被理解为一种全民巨寄生，所以作为寄生阶层的公民，就有获得相等社会地位的可能。正是因为这个缘故，古希腊可以在文明的早期就建立起令人赞叹的民主制度。

在这样一片大好形势下，希腊人吃得饱、穿得暖，开始动脑子思考自己所能看到的世界究竟是怎么一回事。于是，诞生了第一门学问——哲学。我们所能知道的第一位哲学家来自希腊的一个殖民地，他的名字叫做泰勒斯。他是一位非常成功的旅行家，曾经去过埃及等许多个国家，相传他测量过金字塔的高度，方法是利用影子。当他自己的影子和身高一样的时候，测量金字塔的影子就知道了它的高度。据说他还成功地预测过一次日食。

泰勒斯在认识世界的时候，或许是因为看过尼罗河的泛滥，或许是看到过凡是有积水的地方就有小鱼和青蛙，或许是看到了水不但能结冰还会蒸发……总之，在泰勒斯的眼里，水是一种天地之间无所不在的元素。于是，很自然的，泰勒斯提出了自己哲学观点，那就是世界是由水这一种元素构成的。在他之后的几位哲学家也都提出了自己的观点，虽然有的人认为世界的本源是空气，有的人认为是一种叫不出名字的物质，但是这些哲学家有一个共同点，那就是世界上有一种最基本的物质，是所有事物的源头。

这种观点持续了很长时间，但是在这个统一的观点之下，哲学家们还是会有许多值得争吵的事情。比如有两位同时代的哲学家，一位叫帕梅尼德斯，一位叫赫拉克利特，他俩的观点就针锋相对。

帕梅尼德斯是一个非常善于理性思考的人，他认为人类可以通过这种方式准确地认识世界。当然，这有一个大前提，那就是这个世界上的物质从来都不是来自虚无的，而是自从这个世界存在的那一刻起就一直存在。在帕梅尼德斯的眼里，世界上的物质从来就没有发生什么变化，没有任何一种东西可以变成另外一种东西。可是，我们的感官明明感受到了身边的许多事物都在变化，那怎么解释呢？很简单，我们的感官是错的，非常不可靠。

赫拉克利特则认为我们看见的、听见的等这一切感官都是可靠的。既然这是可靠的，那么我们所感受的一切自然也就是对的。在赫拉克利特看来，一切的事物都是在发生着改变，每一个事物每时每刻都在不停地变化，所以他才会说出那句名言——人不会跨过同一条河流两次。因为当我们第二次跨过这条河的时候，不管自己还是那条河，都和之前不一样了。

简单总结两位哲学家的观点。帕梅尼德斯的观点是，世界从来没有变，我们的眼睛不可靠。赫拉克利特的观点是，世界一直在改变，我们的眼睛很可靠。这样针锋相对的两种观点，当然会产生激烈的碰撞，说到这里你一定想知道最后谁赢了。答案非常有趣，谁也没能完胜对手，另一位哲学家调和了这两派的观点。这样彻底对立的观点居然能被调和？是的，这位睿智的哲学家不但调和了它们，而且最终产生的哲学思想对西方医学发展产生了不可估量的影响。下面我们就聊聊这位医学史上的重量级哲学家。

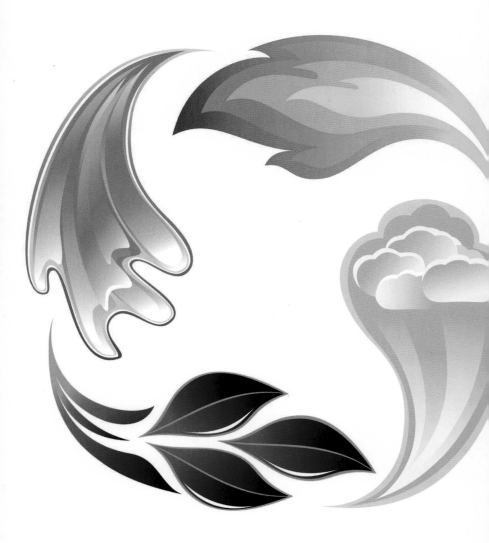

四元素理论

恩培多克勒

恩培多克勒出生在西西里岛上，现在属于意大利的版图，可是在他出生的当时还是属于希腊的。据说他在自己出生的城市里参与城市规划、开展疾病预防。因为在他之后的许多医学书籍里都反复提到他的名字，所以可以推测他的成名还是与行医有很大关系，因此说这位哲学家也是一名医生不是什么过分的事情。他认为人体内的血液就像海水一样，会有涨潮和落潮，这对后来的医学影响深远。可惜的是，恩培多克勒关于医学的书籍全都失传了。

毕竟恩培多克勒生活的年代比较久远，他的故事也透着浓浓的神秘色彩。比如他自称有神奇的能力，不但可以治病，还能延缓衰老，甚至让死人复活，不止如此，他还能控制气候和星辰的变化。这些说法虽然颇为荒诞不经，但这些不重要，您自有足够的分辨能力识别谎言，重要的是他调和刚才那对矛盾观点的方法。

恩培多克勒在思考帕梅尼德斯和赫拉克利特之间矛盾的时

候，思路非常清晰。你们两位不是观点冲突不可调和吗，那么你们各自的观点之间有没有什么共性呢？有的，这两位的思想乍一看针锋相对，但其实依然有一个的共同点，那就是认为世界是由一种元素所构成，这个思想是当时绝大多数哲学家都赞成的理念。从这里入手，解决问题的办法就在那里等着恩培多克勒的到来。

恩培多克勒提出了一个颠覆性的想法，世界不是由一种元素——水构成的，而是由土、气、火、水四种元素组成，世界上的万物都是由这四种元素组合而形成的，因为元素的数量和比例不同，就组合出了各种不同的物质。比如骨骼，就是由火、水、土这三种元素按照固定的4∶2∶2的比例构成的。

有了这四种元素的理论，帕梅尼德斯和赫拉克利特的争论也就有了很好的解释。世界到底变没变呢？这四种元素是不变的。但是为什么我们看到万事万物在改变呢？因为这四种元素的组合形式发生了改变。

看到这里，其实你也一定有了疑问，"四"这个数字为什么这么招人喜欢，尤其是这么让恩培多克勒青睐有加？那是因为恩培多克勒有一个喜欢数学的偶像，这个人就是毕达哥拉斯。你对毕达哥拉斯的名字一定不会陌生，因为在学勾股定理的时候，老师说过这个定理又叫毕达哥拉斯定理。身为数学家的毕达哥拉斯和他热情的追随者们对于数字的魔力有着一种极度的痴迷，他们非常喜欢一些数字的组合，尤其是1、2、3、4，这四个数加起来是10，而10代表了圆满，有非凡的魔力。

在毕达哥拉斯学派的人眼里，整个世界都充斥着"4"这个数字。不光基本的元素是四种，基本的形状也分为四种，那就是金字塔形、正方体、八面体和二十面体，甚至连一年都分成四季，人生也应该被分成四个阶段。因为对这个数字实在是爱到了骨子里，毕达哥拉斯学派在教学的时候也将课程分成"四艺"，在古希腊和古罗马，这是一种非常流行的学科分类方法。在总的学科之下，热爱数学的毕达哥拉斯学派把数学又细分成了四个部分，就是算数、几何、天文和音乐。到了中世纪，开始建立大学的时候，这种理念奠定了大学的学科划分方法。

说到这里，你一定也猜到了，恩培多克勒就是个地道的毕达哥拉斯学派的哲学家，那么他也喜欢"四"就不奇怪了。当他试图用这个数字解释全宇宙的时候，医生的身份自然也就让他把这套理论引入到了医学领域。

传承了恩培多克勒的思想并发扬光大的人，真正称得上是声名赫赫，直到今天，每一个医生对他的名字都不陌生，他就是希波克拉底。

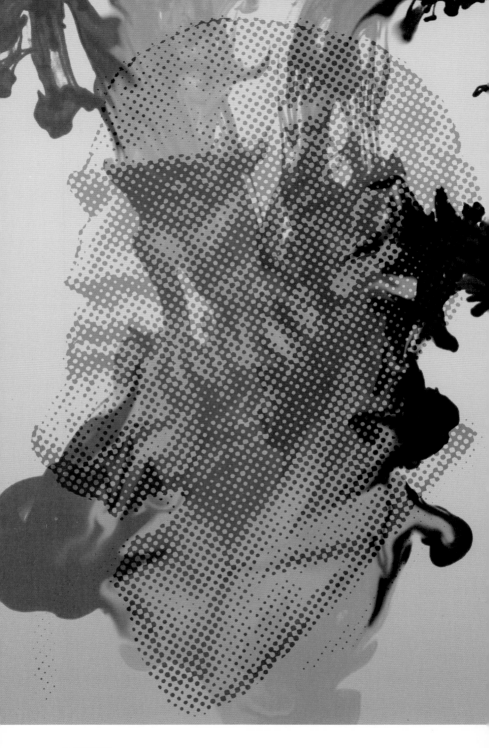

希波克拉底

希波克拉底

希波克拉底虽然现在名满天下，但其实在他生活的年代里，也只是众多名医中的一位，直到后面我们会讲到的希腊化时期，他才逐渐拥有了"医圣"的地位。人都是这样，一旦被捧到了圣人的位置上，很多事迹就难说是真是假了，何况希波克拉底离现在年代久远，他的故事更是夹杂了许多传说。比如人们传说，他的坟墓上经常有蜜蜂筑巢，从这里采集的蜂蜜可以治疗婴儿的鹅口疮。

传说，希波克拉底出生在爱琴海的科斯岛上，他的血统十分高贵，是医疗之神阿斯克勒庇俄斯和大力士赫拉克勒斯的后裔。这两位一个是阿波罗的儿子，一个是宙斯的儿子，而且都是精通医术的人马喀戎的学生，在前面提到过他们的故事。希波克拉底是神灵的后人，而且他的家族已经有近二十代人都是医生，他的父亲也是科斯岛上的一位名医。希波克拉底实在是无愧于"家学渊源"这四个字。

希波克拉底从小就跟随父亲学习医术，人聪明又有天分，所以很快就练就了一身好本领。他依靠着自己的医术、医德和智慧，赢得了无数的赞誉，就连柏拉图和亚里士多德这一对师徒都称赞过他。

希波克拉底对于医学最伟大的贡献并不是具体的技术改革，而是他完全放弃了漫长的岁月里人们用神仙鬼怪来解释疾病的观念。在他看来，医生就应该从患者本身来探索疾病，搞清楚疾病是怎么来的，会给人体造成什么样的伤害，以及怎么治疗疾病。这一点在今天看来似乎是理所当然的，但是在那个年代里，这可是了不得的大进步。

正是因为有这样客观的看待疾病的视野，希波克拉底对人体许多正确的认识和对疾病的治疗方法，直到今天还被用他的名字命名，比如说肩关节脱位的复位方法。关节是个什么样子呢，你可以想象用一个塑料袋紧紧包住一套捣杵和臼，这个塑料袋就是关节囊，杵和臼就是两根骨头的末端。肩关节脱位相当于肩膀这个地方的杵从臼里掉了出来，但是还在塑料袋里包着。

这种脱位的复位方法很简单，就是让病人躺下，医生用一只脚顶住病人的腋窝，两只手使劲拽病人的胳膊，把卡在"臼"外面的"杵"重新放回去，病也就好了。外科医生通常把这种复位手法生动地叫做"手拉脚蹬法"，真是让人记住名字就能学会操作的医疗技术，而这种方法正式的名字就是"希波克拉底法"。

还有一些病人肌肉比较发达，靠"手拉脚蹬法"复位非常困难，也是希波克拉底对牵引技术进行了深入的研究，发明了牵引台这种专门用来牵引的器具。千年的时光悠然而过，希波克拉底发明的技术解除了无数患者的痛苦。

对希波克拉底的成就而言，这些技术还不算是什么，因为这都是旁枝末节。真正伟大的医生是要靠建立一套完整的、足以支撑整个医学的体系来被历史记住的。希波克拉底就是这样伟大的医生，他所建立的体系正是承袭了恩培多克勒的四元素理论而形成的，被称作四体液理论。

其实"四"这个数字被引入医学领域的时候，也遇到了很大的困难。开始，医生观察人的体液时，只发现了三种，分别是血液、黏液和胆汁，为了凑数，古希腊的医生非常智慧地臆想出来一种实际上并不存在的体液——黑胆汁。

四体液理论认为，人体内有血液、黏液、黑胆汁和黄胆汁四种液体，当它们平衡的存在于人体的时候，人就是健康的，如果它们失衡了，那人就得病了。医生治疗疾病的理念就是，用各种方法让人体内的体液再次均衡，体液平衡了，病就治好了。"med"这个词根包含"中间、均衡"的意思，所以 Medicine 这个单词的含义就是让体液均衡，这样的解释是不是和前面说过的 Medicine 源自阿波罗的说法同样有趣。

那么当时让病人体液恢复平衡的治疗方法都有什么呢？体液多就用催吐的药、灌肠药和泻药，想办法让它们出来，当然还有更直接的方法，就是放血。体液少那就使劲吃好的，增加体液的产生。这些方法都有着顽强的生命力，在医学史上处处可以见到它们的身影。

除此之外，还有一种理论叫做"对抗疗法"，就是根据四体液理论，每种疾病或者人体的每个器官，甚至每一种药物，都会被安排冷、热、干、湿之类的特性，在治疗的过程中，用相反性质的东西去对抗它们，就可以治愈疾病。

让我们展开想象的翅膀，假设这样一个情景：在古希腊的某

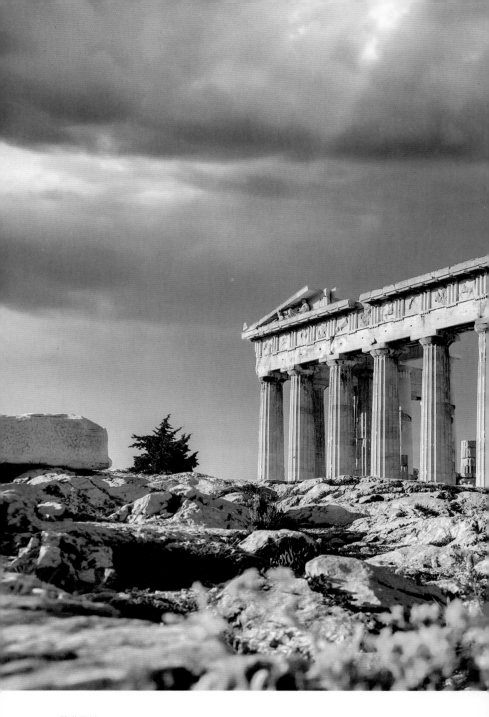

雅典卫城

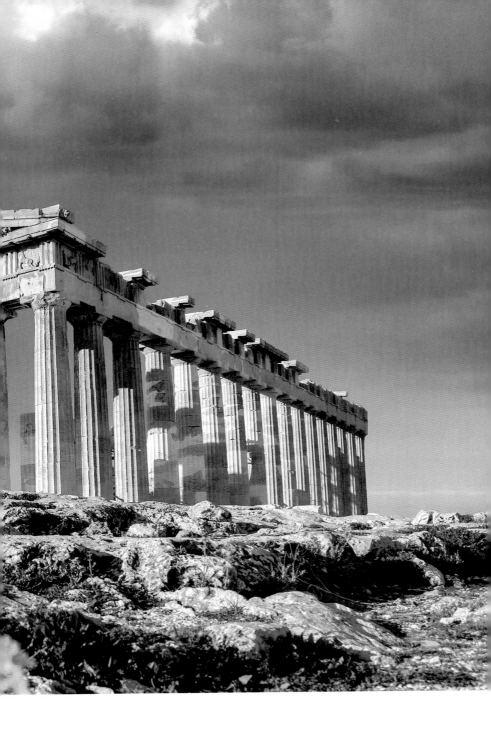

个夏夜里，满天闪烁的星光如同众神怜悯的目光，注视着被自己眷顾的子民。一位身份显赫、颇有积蓄的患者，因为剧烈而持久的肚子疼以及寒战，根本顾不上回应天上的神灵，他急匆匆地找到了希波克拉底，希望这位阿斯克勒庇俄斯的子孙可以解除自己的病痛。那么，他会得到什么样的治疗呢？

首先，四种体液对应了身体的不同部位。黏液对应的是脑子，血液对应的是心脏，黑胆汁对应的是脾胃，黄胆汁对应的是肝脏。肚子疼是脾胃的问题，所以是黑胆汁出了问题，又因为黑胆汁的性质是干、冷，所以病人的寒战就说明他体内有了过多的黑胆汁。既然这样，那就得用湿、热的东西去对抗它，所以这位病人很可能会得到喝热水以及洗热水澡的治疗方法来帮助他恢复体液平衡。

这就是四体液理论的优势所在，它注重逻辑推理，只要构建了这个完整的体系，就能解释一切问题。当然，这个体系中的知识是怎么来的，比如为什么黑胆汁就是干、冷属性，那就没人说得清了。其实这样的医学体系在许多文明中都经历过类似的阶段，比如我国的五行体系，比如印度的气－胆－痰体系。它们都是文明的瑰宝，因为在它们被创造出来的当时，都代表着人类摆脱了更加原始愚昧的神灵医学。

在认识和治疗方面，与神灵医学对抗最强烈的一类疾病就是精神疾病了。在原始的神灵医学里，这类疾病的病因不是因为神灵的惩罚，就是因为恶魔的侵袭，所以治疗的方法更多的是巫术仪式。但是希波克拉底就不这么认为，他眼中就根本没有什么神圣或者神秘的疾病，所有的疾病都是可以被认知的，精神疾病也不例外。他还曾经亲手治疗过一位"疯子"，就是著名的哲学家德谟克利特。

德谟克利特这个名字你也不会陌生，因为在初中讲化学的时候提到过他最早提出了原子论，虽然他的原子论和现代的原子论还有巨大的差别，但是也不得不承认他在思想上的前瞻性。也正是因为这种超越时代的前瞻性，和他同一时代的许多人都觉得他是个疯子，于是就请希波克拉底去治疗他。但是希波克拉底和德谟克利特长谈了一番之后，认为他根本就没有病，别人认为他疯了那是因为他太聪明，那些人理解不了。

希波克拉底就是这样通过不懈的努力，建立起了属于自己的一整套医学体系，在医学史上树立起了一座无法超越的丰碑。随之而来的问题就是树大招风，无数的医生和医学书籍的编写者都把自己的著作说是希波克拉底写的，这样就能显得更加权威。所以现在我们看到的号称是希波克拉底的著作，各种观点和理论乱七八糟地混在一起，甚至自相矛盾。除了专业的研究人员之外，很难有人搞清楚其中的差别。

今天我们看到的关于希波克拉底的各种描述和说法，与其说是一个人，不如说是一个学派。事实上，秉承他的理念的医生也确实形成了希波克拉底学派。这个学派传承下来的知识或许到了今天已经显得落后，但是他们关于道德方面的誓言却一直被人津津乐道，这就是著名的《希波克拉底誓言》。

希波克拉底誓言

《希波克拉底誓言》对于每一个医学领域的人来说，都是一定会知道的，但是这里面究竟写了些什么，到底是什么含义，倒未必有多少人能搞清楚。多年以来，对于《希波克拉底誓言》有着种种误读，现在我们来重新认识一下它。

誓言最开始是向神灵祈求，希望他们可以见证这篇誓言的权威性。

> 仰赖医神阿波罗、阿斯克勒庇俄斯、海基亚和
> 潘西斯及天地诸神为证，鄙人敬谨宣誓，愿以
> 自身能力及判断所及，遵守此约。

前文我们已经逐一介绍过这些神，他们是希腊神话里最重要的几位医疗之神。尤其是阿波罗，往往是作为太阳神而被大家熟知，如果不知道他其实也是非常重要的医神，那就难免奇怪为什

么这篇誓言里会有他的名字。我们现在可以知道，这誓言开头就列举出来的神灵个个都是有来头的。

一个需要强调的事情是，这几个神可是祖孙三代，正经八百的一家人。前文说过，传说希波克拉底也是他们的后代，所以让这几个有来头的神来见证誓言还有另一层深意，那就是我也很有来头，我是医神的后裔，医学领域的事情让我来做，那是占据了正统的位置，最有权威性。

有心理学家指出，演讲的主讲人身份越是显赫、越是权威，听众的体验就越好，越容易接受演讲的内容。所以我们听演讲时，有时会看到主讲人利用这个技巧，或直接或隐晦地提到自己和某某专家、某某领导曾经谈笑风生。这时，听众心里就会觉得主讲人说的话更容易让人信服。《希波克拉底誓言》里也隐约地使用了这个方法，这些医神为誓言增添了神圣的意味。

> 凡授我艺者敬之如父母，作为终身同世伴侣，彼有急需我接济之。视彼儿女，犹我弟兄，如欲授业，当免费并无条件传授之。凡多知无论口授书传俱传之吾子，吾师之子孙及其发誓遵守此约之生徒，此外不传与他人。

前面让神灵见证是个引子，正文的第一句话是，要把自己的授业恩师当做父母一般的尊敬，而且还是终生的同行，如果老师有困难的话，必须去帮忙。老师的子女就是我的兄弟，如果将来他们找我学习医术的话，应该免费教他们。我的医学知识也只免费传给自己的孩子和老师的孩子，发誓不会随便传给别人。

这段话乍一看没什么重要的，其实不然。这段话极为重要的原因是，它说明了《希波克拉底誓言》的适用范围。大多数人往往以为《希波克拉底誓言》体现了希波克拉底学派在医德方面的内容，所以是医生对于患者的誓言，其实是不对的。从这段话我们可以明显看出来，这不是医生对患者的誓言，而是医学学徒对自己老师发的誓言，细细品味这段话的口气和内容，说的全都是对自己的老师和老师子女的承诺，没有一个字提到患者。

知道了它的适用范围，我们也就知道，在医学院校门口的影壁上刻上《希波克拉底誓言》是非常恰当的，但是在医院门口刻《希波克拉底誓言》就未必适合了。

除了说明誓言的适用范围之外，这段话还明确说明了，在古希腊学习医术是要花钱的，也就是说医术是门可以用金钱衡量的手艺，而不是掌握在祭司等神职人员手中的占卜手段。如果是靠祭司治病，那治病的能力是来自于神灵的，祭司的挑选可不是花钱那么简单的事情。《希波克拉底誓言》说医术是可以花钱学习的，也就说明这个学派传授的知识和神灵的保佑没有关系。

我愿尽余之能力及判断力所及，遵守为病家谋利益之信条，并检束一切堕落及害人行为，我不得将危害药品给予他人，并不作此项之指导，虽然人请求亦必不与人，尤不为妇人施堕胎手术。

这段话的内容就是大家非常熟悉的了，大意就是我要尽自己最大的可能去为患者服务，不但自己要在道德上高标准严要求，而且保证不会有伤害患者的行为，哪怕是有人要求，也不会给患者使用有危险的药品，不会指导患者做伤害自己的事情，尤其是不会给女性做堕胎手术。

这段话也就是医学人文领域常常提及的"不伤害原则"了，对医学界影响非常深远。这个原则很容易理解，似乎也很容易做到，可是有时候却偏偏不是这样。

事实上，这段话指明了希波克拉底学派的哲学渊源。《国富论》的作者亚当·斯密在他另一本重量级的著作《道德情操论》里曾经有这样的描述，在古希腊和古罗马，一家之主有权杀死自己的任何一个孩子，而且不受道德方面的谴责。虽然人们不愿意面对这样的现实，但是杀婴现象确实广泛的存在于各个人类文明之中。

但是，在古希腊有这么一个学派是坚决抵制杀婴现象的，它就是毕达哥拉斯学派，也就是恩培多克勒所信奉的学派。在《希波克拉底》誓言之中提到拒绝堕胎手术，其实也就是见证了恩培多克勒对于希波克拉底的影响。

我愿以此纯洁与神圣之精神终身执行我职务。凡患结石者，我不施手术，此则有待于专家为之。无论至何处，遇男或女，贵人及奴婢，我之唯一目的，为病家谋幸福，并检点吾身，不作各种害人及恶劣行为，尤不作诱奸之事。凡我所见所闻，无论有无业务关系，我认为应守

秘密者，我愿保守秘密。倘使我严守上述誓言

时，请求神祇让我生命与医术能得无上光荣，

我苟违誓，天地鬼神共殛之。

在这一段中提到，不只是堕胎，医生也不会从事其他的手术治疗。为什么会有这样的描述呢？誓言之中所说的"专家"又是什么人呢？其实，我们很容易想到，这里所提到的"专家"不是指医生，但是他们所从事的工作又确实是外科医生的职责。也就是说，在古希腊内外科医生已经出现了分工，而只有内科医生才被看做是医生，而外科医生仅仅是手艺人。这样的传统被保存了很长时间，一直要到18世纪，英国的约翰·亨特才把外科提升到了一门学科的水准。从他开始，外科医生才开始真正学习内科医生所知道的知识。

而且，在这一段誓言的描述之中，与其说是对于医疗行业的道德戒律，倒不如说是医疗行业的规范。既然学习医术需要花钱，那么当然意味着这是一个可以挣钱的行业，如果想要让这个行业可以长久地发展下去，那么制定一个行事的规范自然是在情理之中。如此看来，在当时医疗行业和其他行业未必有什么本质上的差别。把高尚的道德标准加在医生头上，那已经是非常晚近的事情了。

不得不说，当我们现代社会在讨论"医疗行业是不是服务行业"这个问题的时候，其实看看古希腊人的态度，也就应该有了答案。毕竟，医学虽然在科学技术方面有了飞速发展，但是很多本质的东西并没有改变。

雅典瘟疫

在希腊神话里，智慧女神雅典娜的父亲宙斯吞掉了她的母亲墨堤斯，而雅典娜出生时火神用斧子劈开了宙斯的头，雅典娜就这样跳了出来，当她出生的时候就已经是成年的模样，而且全副武装。之后，雅典娜成为了十二神之一，智勇双全的她除了在引发特洛伊战争的那场苹果之争中输给阿芙洛狄忒（维纳斯）之外，几乎没有败绩。

正是在这样一位神灵的眷顾之下，一座伟大的城市出现在古代的希腊。除了用自己的名字命名了这座城市之外，雅典娜还赐予这座城市珍贵的经济作物——橄榄，使得这座城市不但美丽而且富裕。在历经了两千多年的风雨之后，当我们回想起古希腊辉煌的文明时，第一个在脑海中浮现的依然是这座城市，它就是雅典。

在中国的历史中，首都当然是一个国家最繁华、最著名的城市，这也让我们形成了这样的思维习惯，比如有些人会把纽约错当成美国的首都。带着这样的眼光去打量古希腊，把这座被女神

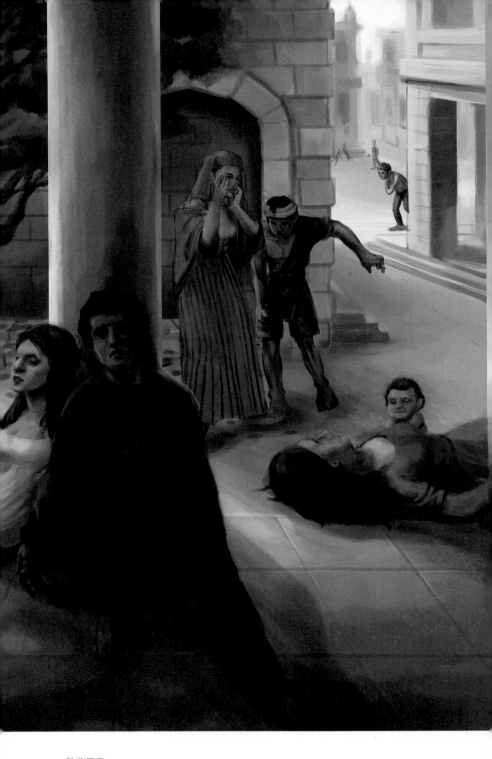

雅典瘟疫

垂青的雅典城当成了古希腊的首都，那也是犯了同样的错误。事实上，古希腊根本没有首都，因为正如前文所说，古希腊并没有形成一个统一的政权，而是大大小小的城邦各自独立管理。

在不断的发展中，古希腊遇到了自己的劲敌波斯帝国，并且爆发了一场战争，被称作波希战争。在这场战争中，古希腊的各个城邦团结在一切，战胜了波斯帝国，除了雅典之外，以骁勇善战著称的斯巴达也在这场战争中大放异彩，著名的温泉关战役，也就是传说中的"斯巴达三百勇士"的故事也正是发生在这场战争中。马拉松战役则为我们留下了马拉松比赛的传统，一直到今天也不曾断绝。

在这场战争之后，雅典的手工业几乎被摧毁了，缺乏土地的现实使得雅典出产的农产品仅能达到需求量的1/30，在这种情况下，更得四处掠夺才能生存下去。此时的雅典，有了经过战争检验的强大海军，而斯巴达虽然一向勇武，但在波希战争中消耗了自己的兵力，于是选择了隐忍，这让雅典获得了半个世纪的发展时间。

这半个世纪的时间里，雅典的文明、经济、科学、喜剧都发展迅速，甚至形成了金融业的雏形，最具希腊精神的公民伯利克里担任了执政官，雅典的卫城建起了气势恢宏的帕特农神庙，雅典城就这样在战争的洗礼下进入了自己的黄金时期。但是，波希战争带来的这一切最终被另一场战争带走，那就是发生在雅典和斯巴达之间的伯罗奔尼撒战争。

当雅典的扩张再不能被斯巴达容忍的时候，战争不可避免地爆发在了伯罗奔尼撒半岛，历史学家修昔底德亲眼目睹了这场战争并且如实地记录了一切。雅典拥有足以自豪的海军，而斯巴达的陆军从来都令人生畏，传说斯巴达人出生时就用酒洗澡，只有强健的婴儿可以活下来，并且终其一生都被作为战士培养。面对这样的对手，雅典城能否正确应对呢？

遗憾的是，答案是否定的。在斯巴达的陆军面前，雅典城采取了坚壁清野的战术，他们收割了庄稼，填埋了水井，让人民带着所有值钱的东西，统统藏进了雅典城。乍一看，这样的战术并没有缺陷，但是战争从来都不单单是战争本身那么简单，被军事家漏算的那一点恰恰改变了战争的走向，那就是瘟疫。

虽然我们现在能看到的古代遗迹让人感到震撼，但是我们应该想到，只有那些辉煌的建筑才有机会被保留下来。如果真的回到两千多年前的城市里，我们可以想象平民的生活空间，狭小的房屋、污浊的环境，这些都为瘟疫的爆发埋下了种子，而大批难民的迁入，更让局势一发而不可收。

公元前430年，一场突如其来的瘟疫降临到了雅典，此时的雅典公民还沉浸在黄金时代的荣光里，他们又怎么会想到，自己所珍视的一切居然就这样被瘟疫全部带走了。

这场瘟疫被称作雅典瘟疫，直到今天我们依然不知道它到底是什么疾病。我们知道的是，黄金时代的代表人物、雅典城的执政官伯利克里死在了这场瘟疫里；我们知道的是，建立了伟大文明的雅典城邦因为这场瘟疫败给了斯巴达，从此一蹶不振；我们知道的是，这场瘟疫来去匆匆，只留下了死亡、伤痛和充满哀伤的文字。

前文提到的历史学家修昔底德，经历了战争的全过程，在他的《伯罗奔尼撒战争》一书中，记载这场瘟疫的特点。这种疾病通常是头部开始发病，然后传遍全身各个部位，包括生殖器、手指和脚趾，得了这种病的人会丧失这些器官的功能，还有一些人则丧失了视力，最可悲的一些人虽然侥幸保存了性命，但是失去了记忆力，他们既不知道自己是谁，也再不认识自己的朋友。

在这样的瘟疫面前，对于病人出现的发热、眼睛红肿、舌头溃烂出血、咳嗽和带有恶臭的浓痰，医生没有任何办法，只能眼睁睁地看着病人的病情加重。随着病情的加重，病人虽然体表的温度不高，但是自己却感觉到身体内部灼烧煎熬，他们宁可赤身裸体也不愿意穿上任何一件衣服。病人渴望把自己泡进冰凉的水里，看护人员稍有疏忽，他们就会跳进水池里，并且大口大口地喝凉水，更可悲的是，喝多少水也无济于事，他们就这样在折磨之中奔赴死亡。

没有人可以坦然面对死亡，雅典人民经历了恐惧、麻木之后，侥幸还活着的人开始放纵自己，在绝望的现实生活里只有纵情欢愉才能暂时忘掉死亡的恐怖。于是，雅典的有钱人开始毫无节制的享乐，正如之后的两千多年里，人们每次面对瘟疫时所作的那样。就这样，一边是死亡伴随着瘟疫不断降临，而另一边则是夜以继日的狂欢，雅典就在这样怪异的景象中迎来了自己的衰败。

当然，瘟疫不会永远停留在一个地方不走，这场瘟疫也最终离开了雅典，今天的医生和医学史专家依然搞不清楚它到底是怎么一回事，而只有无数的猜测。这些猜测包括斑疹伤寒、埃博拉病毒、鼠疫、猩红热、天花等，但这个问题或许永远也不会有答案了，因为传染病的病原体会发生变异，公元前430年的这场瘟疫，或许改头换面现在作为一种我们熟悉的传染病存在，或许已经消散在了历史的长河里。

但是不论如何，雅典瘟疫还是会被人们记住，它恰巧出现在那样一个历史时刻，使雅典城邦在伯罗奔尼撒战争中失败，雅典的黄金时代一去不复返。斯巴达也元气大伤，自此古希腊便逐渐走向了没落，50年后古罗马的大军征服了希腊，西欧进入了一个新的时代。

最后，我们还是要讲两个传说，虽然现在我们依然不清楚雅典瘟疫消退的原因，但是这并不妨碍当时人们对于这件事的猜测被保留下来。这两个传说就是当时人们想象中的瘟疫消退的原因。

第一个传说与阿波罗有关系，前面我们讲到阿波罗也是掌管瘟疫和医疗的神灵，所以当瘟疫爆发的时候，雅典的市民去祈求他的旨意。神谕说，把阿波罗神殿里的那个立方体的祭坛加大一倍，瘟疫就会消散，于是人们把祭坛的每个边都加长了一倍，可是这样一来，祭坛的体积就变成了原来的八倍，瘟疫继续蔓延着。这时人们方才领悟，原来神谕的意思是把祭坛的体积增加一倍，也就把边长增加为原来的 $\sqrt[3]{2}$ 倍，他们按照这个尺寸重新修建了祭坛，阿波罗见状很满意，于是停止了瘟疫的流行。

在这个传说之中，我们应该想起一件似乎与此无关的小事。毕达哥拉斯学派崇尚数字之美，但是这个学派的成员是不肯相信这个世界上有"无理数"这样的东西存在的。当他们发现无理数的时候，认为自己整个世界观都要崩溃了，他们秘密发誓，绝对不会泄露关于这个数字的任何信息，希望这件事能永远被封存在历史之中。而我们又知道，毕达哥拉斯学派的恩培多克勒影响了希波克拉底，那么，在这个瘟疫的故事之中，$\sqrt[3]{2}$ 的出现似乎也就不那么突兀了。

与第二个传说相关的，正是被尊称为"医学之父"的希波克拉底。传说当瘟疫横行的时候，希波克拉底恰好在雅典。他走遍了全城的每一个角落，经过细致的观察之后，他发现雅典城中只有铁匠铺里的铁匠和伙计没有被瘟疫侵袭，于是他大胆猜测，铁匠每天都和火打交道，莫非正是这熊熊的火焰驱逐了瘟疫？于是他在雅典城各处都生起了火堆，在火焰的光和热之下，疫情缓解，这座城市得到了拯救。

　　这两种解释也不过是传说，向神灵祈求的说法无须多言，而火焰对于瘟疫的作用也可以忽略不计。另外，根据目前发现的文献记载，也根本没有关于希波克拉底曾经到过雅典的证据，所以这两个传说似乎都不那么可信。至于所谓升起熊熊大火的事儿是不是真的发生过，我们姑且相信有这么一位医生真的这样做了，只不过是这件事都被归功给了希波克拉底吧。

雅典瘟疫的故事

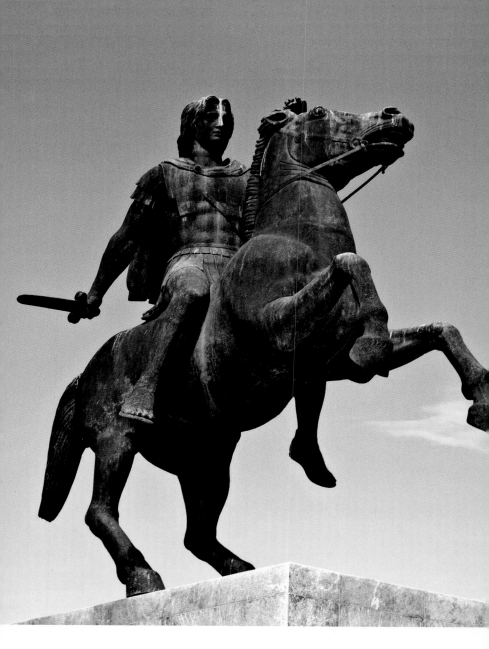

亚历山大

希腊化时期

经过了伯罗奔尼撒战争之后，不光是雅典和斯巴达逐渐变弱了，整个古希腊都衰落了下去，海外的殖民地到处都在造反。这时候，一直当配角的马其顿王国出了一个厉害国王，正是军事天才亚历山大，传说他的父亲是神话中大英雄赫拉克勒斯的后裔，而也有传说称亚历山大是宙斯的儿子，这种给君王增加神秘感的传说从来都是史不绝书。

亚历山大在20岁继位之后，就立刻马不停蹄地开始了自己的征服，他先是统一希腊，进而横扫中亚、波斯帝国、埃及，还一路杀到印度河流域，世界四大文明古国被他占领了三个。这样的功业竟然是在短短的13年里完成的，不得不让人心生敬佩之情。

公元前323年，亚历山大在仅仅33的年龄死于疟疾，他庞大的帝国还没有完成对新获得资源的整合就没了领袖，于是也很快就分裂了。虽然这个帝国并不长久，但是在亚历山大的征战中，古希腊的文明被传播到了越来越大的范围里，而且亚历山大的帝国所分裂成的国家，完整程度不等地存在了3个世纪左右，这段时间我们称之为"希腊化时期"。在这段历史时期里，最值得一提的城市莫过于埃及的亚历山大利亚，它建立在尼罗河的入海口，以它的创建者——亚历山大的名字命名。

在这座城市里，拥有世界上最早的由国家赞助的科学研究机构——亚历山大图书博物馆，包括天文台、实验室、动物园、植物园以及一座藏书50多万册的图书馆，更难得的是，它还拥有解剖室，这对医学进步的作用是不可估量的。在这样良好的学术氛围之下，整个地中海地区的学者都纷纷涌向亚历山大利亚。在希腊化时期中，自然科学发展最为突出的两个领域就是力学与医学了。

在医学领域，亚历山大利亚出现了两位很值得注意的医生，希罗菲利斯和埃拉西斯特拉图斯。在此之前，医学只能算是一门手艺，而在这两个人非凡的影响力之下，医学才成为了一门学科。

乍一听，医学地位提高了是件好事，但其实这件事也有它不利的一面。正是因为医学成为了一门真正的科学，所以能培养出专属于医学的专家来，而这些专家让理论知识变得越来越重要，结果就是之后的医生们对前人的著作兴趣逐渐变大，而对亲自接触病人，通过每一个病例去学习知识感到兴味索然。

但是，我们没有必要苛责古人，看待那个年代的事，他们做了什么比他们没做什么更重要，更何况在他们所能做到的领域中，他们已经做得足够好了。

亚历山大和疟疾的故事

希罗菲利斯

毕竟年代久远，我们对希罗菲利斯（Herophilus）所知并不多，大致知道他出生在公元前4世纪，出生在卡尔西登，在名师门下学习了医学知识之后，希罗菲利斯来到了亚历山大利亚。

在这座辉煌的城市里，他一方面作为一个医生治病救人，另一方面还作为教师教育出了众多的专业人才，这一切都让他的名气越来越大。事实上，一直到今天，依然还有解剖学名词是用他的名字命名的，比如大脑中的窦汇（torcularHerophili）。

他的名字在解剖学中保留下来，并被一代又一代的医生记住，也算是理所当然的事情，因为他在解剖学上的贡献非常大。在他之前，解剖学家们洋洋洒洒的文字铺陈出去，写的都是关于动物的解剖知识，而希罗菲利斯对人体的各个器官作出了非常清晰准确的描述。如此看来，他一定曾经进行了人体解剖，于是后世有人猜测，在亚历山大利亚允许对罪犯进行活体解剖，不过这种猜测根本没有任何依据。

不管怎么说，希罗菲利斯对于解剖学的贡献是巨大的，比如我们所熟知的十二指肠，就是他命名的。希罗菲利斯发现连接胃和小肠之间的这段肠管形态很特殊，像个"C"包绕着胰头，而它的长度大致和十二根手指头并排起来差不多，所以就给它起名叫做十二指肠。更重要的是，希罗菲利斯认识到了神经的真正功能，这可远远超过了他之前的专家们，无所不知的亚里士多德就以为神经和肌腱完全是一回事，而希罗菲利斯则清楚地认识到大脑是思维的中枢，这可是个超越时代的见解。

至于医学的基本理论方面，希罗菲利斯是希波克拉底的信徒，他不但接受了体液病理学的理论体系，甚至还给希波克拉底的著作进行过评注。但正如前文提到，这种对经典文集的注解工作，在后来让医生们陷入了寻章摘句的困境。

最后，与希罗菲利斯有关的轶事中有一则耐人寻味。在雅典的法律中是禁止妇女从事医疗活动的，但是当时有个叫阿诺黛丝（Agnodice）的女子，女扮男装到希罗菲利斯的门下学习妇产科知识，之后为很多妇女提供了接生方面的帮助。男性医生心怀嫉妒，就把她告上了法庭，而她曾经帮助过的妇女纷纷来表示对她的支持，最终她无罪释放，而这条恶法也终于被废除。

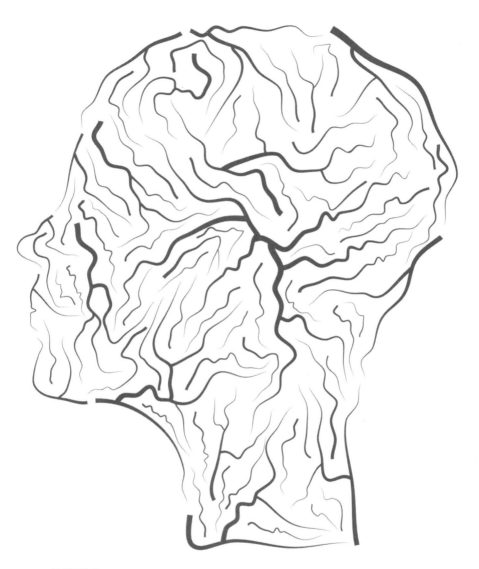

解剖学进展

埃拉西斯特拉图斯

埃拉西斯特拉图斯（Erasistratus）出身于医学世家，他的父亲克洛门布罗塔斯（Cleombrotus）是叙利亚国王的医生。他本人出生于公元前4世纪末，比希罗菲利斯稍晚一些。虽然在到达亚历山大利亚之后，他和希罗菲利斯一样很快成为了医学界的翘楚，但是他并不像希罗菲利斯一样接受了希波克拉底的医学体系，而是认为医生更应该向自己所能看到、听到、感受到的一切去学习，他把探索人体各脏器的功能和原理作为自己最大的兴趣所在。

埃拉西斯特拉图斯认为医生应该做大自然的学生，从自然中学习知识，而人体作为自然的一部分，当然是医生应该深入的研究的。怀着这样探究自然的热情，他进行了动物和人体的解剖，并且写了两部解剖学著作，从残留下来的残篇看来，这些著作中对于心脏、肝脏、大脑等脏器，都进行了非常准确地描述。

埃拉西斯特拉图斯在对尸体进行解剖的时候，发现了有些器官在疾病的状态下发生了显著的变化。比如一个发生了严重水肿的死者，肝脏变得像石头一样硬，用现代医学的眼光看，就是发生了肝硬化；身中蛇毒的人，肝脏、大肠都软化了。通过对这些病变器官的研究，可以进一步研究疾病本身，这个道理在今天看来十分简单明了，但是从当初它出现的那个时代看来确实是重大的突破，为什么呢？

因为在埃拉西斯特拉图斯的眼中，疾病变得不那么抽象了，不再是看不见摸不着的所谓"体液"的变化了，而是通过解剖可以实实在在进行研究的东西。换句话说，他已经抛弃了希波克拉底的体液病理学，而更往前走了一步。他在用机械的观点去认识人体，把人体看做是机器而不是一个神秘的黑盒子，而医学就是在探究这部机器运转的奥秘，这真是极其重要的见解，要知道哈维正是依靠这样的观点才发现的血液循环。

埃拉西斯特拉图斯的医学观点存在了5个世纪左右，如果按照他的思路持续前行，或许医学界能够提前认识血液循环也未可知，然而在之后的罗马帝国里，他的医学理念被彻底推翻了，在伟大的盖伦手中，希波克拉底的医学取得了胜利。这不能不说是个小小的遗憾。

让我们再梳理一下思路，希波克拉底的四体液理论把人看做是一个整体，它在被提出的那一刻起是个伟大的成就，但是当这样的思路牢不可破、影响了医生更进一步认识人体的时候，它就同样成为了落后的代名词。这样的说法并非是割裂人体各部分之间的内在联系，而是既要宏观，也要微观，在明白各个器官都在干什么的前提下，不忽视它们之间的相互作用，这才是真正掌握了人体的奥秘。

在埃拉西斯特拉图斯的描述里，人体内存在三种管道：动脉、静脉和神经，这三种管道遍布全身的每个角落，它们交织在一起就形成了器官。但是他认为动脉里并没有血液，而是流淌着空气，有这样的观点也不奇怪，因为动脉的管壁厚，有很强的弹性，这样才能保证血液能有足够的压力供应到全身。同时，也正因为如此，人死亡之后，动脉良好的弹性会让血液无法存留，也就是说在进行尸体解剖的时候，动脉里是没有血液的。这就让当时的解剖学家产生了误解，事实上，"动脉"这个单词的希腊文本义就是"空气管道"。

如果这三种管道保持通畅，正常行使功能，那么人就是健康的。一旦输送血液的管道发生了膨大，血液就会冲进动脉，让动脉里的气运行不畅，导致炎症。这就是埃拉西斯特拉图斯眼中最重要的病理过程，那就是多血，而多血导致的病症出现在哪里，哪里就有了相应的疾病。那么，如何治疗呢？埃拉西斯特拉图斯更喜欢温和的治疗手段，他不建议盲目的给所有的病人都进行放血治疗，而是采取减少血液产生的办法，也就是节食。

虽然都觉得多血是个大问题，都在努力地认识和治疗它，但是埃拉西斯特拉图斯和伟大的盖伦所倡导的希波克拉底派在对这个问题的认识上有着本质的不同。所以当我们看到数百年后的故事，盖伦不遗余力地倡导放血、抨击节食疗法的时候，我们应该知道，盖伦所仇视的可不仅仅是节食这一项疗法而已，他在试图将医学的另一个走向彻底扼杀，而且我们知道他最终成功了。

关于埃拉西斯特拉图斯有很多趣事，传说叙利亚国王塞琉古一世的儿子安提阿哥患了重病，众多的医生都不知道究竟是怎么回事，于是埃拉西斯特拉图斯被召唤而来。正当他细致地对病人进行查看的时候，国王的一位王妃斯特拉顿尼丝不经意间走了进来，这时病人突然脸红了，而且脉搏加快。埃拉西斯特拉图斯敏锐地观察到了这些，于是他作出了一个大胆的猜测，年轻的王子是对自己的继母产生了不该有的爱恋。明白了病因所在，也就为治愈找到了正确的路。

当然，这个故事整个全是虚构的，但是我们也可以从中看出，在世人的眼中，埃拉西斯特拉图斯善于捕捉一切细节，也正是因为具有这样的能力，让他去了解能了解的所有知识，平静地看待这个世界。在晚年的时候，埃拉西斯特拉图斯患了不治之症，他选择了用自杀的方式从容而有尊严地结束了自己的生命。

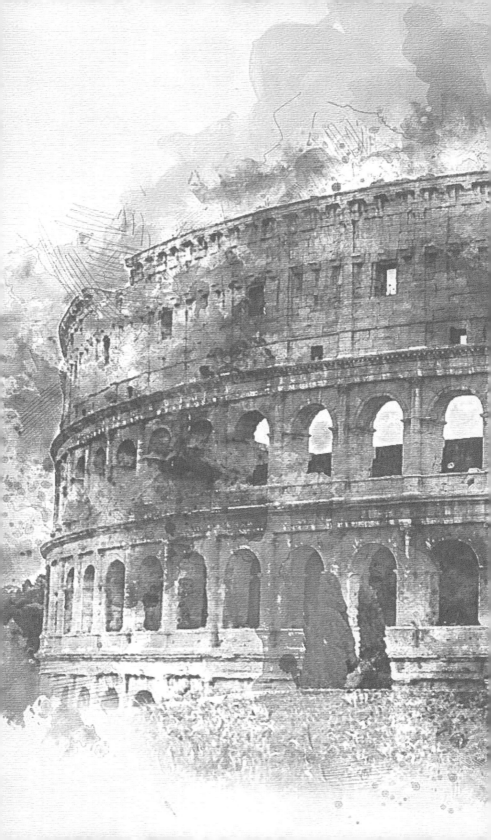

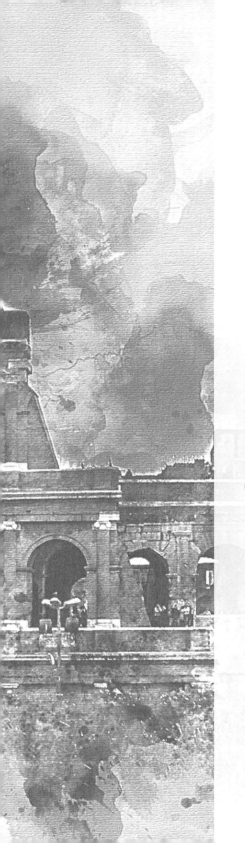

罗马
医学史

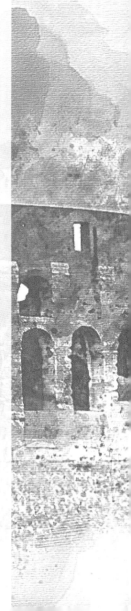

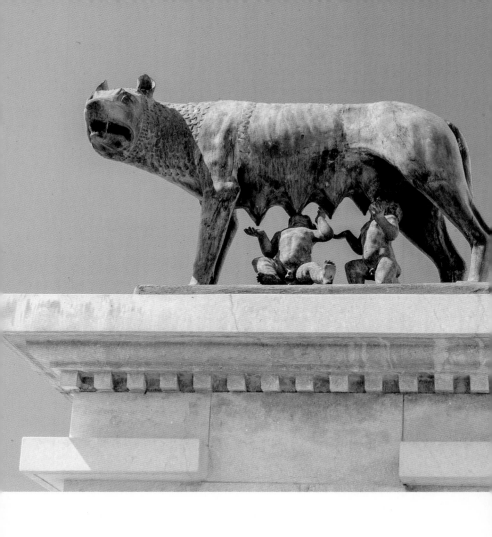

母狼与兄弟

永恒之城的传说

　　传说之中的特洛伊战争结束于木马计，希腊人依靠它打败了特洛伊人，这个故事是我们耳熟能详的。战败的特洛伊王子逃到意大利半岛，建立了阿尔巴城（Alba Longa）。

　　后来，这个城市出了内乱，国王的继承人被杀死，而国王的女儿和战神玛尔斯（Mars）生下一对双胞胎罗穆路斯（Romulus）和雷穆斯（Remus），这对兄弟不幸被遗弃，但是又幸运地被一只母狼发现并给他们喂奶。之后，他们被牧人发现并收养。

　　与众多的史诗故事一样，当他们长大以后，杀死仇人并建立了自己的城市，这座城市就是"永恒之城"——罗马（Rome）。罗马来自罗穆路斯的名字，这件事发生在公元前753年。

　　古罗马经历了王政时期（公元前753年～公元前470年）、共和时期（公元前450年～公元前23年）、帝国时期（公元前23年～公元285年）和拜占庭时期（公元285年～公元476年）。

　　一尊公元前5世纪的铜像刻画了母狼与这对兄弟的形象，现在它被保存在罗马的卡皮托林博物馆。爱好足球的朋友想必对它更加熟悉，因为罗马队的徽章正是这个铜像。不过一个有趣的细节请别忘记，其实那两个孩子是在文艺复兴时期（16世纪）后加上去的。

罗马人建立的国家地理条件并不好，贯穿意大利的亚平宁山脉十分险峻，这样的山脉令意大利半岛上可耕种的土地面积很小。同时这里的土地并不肥沃，而且意大利半岛和西西里岛的火山活动又十分频繁。古希腊因为海运发达所以贸易也发达，故而走向了种植经济作物与远洋贸易换取粮食的道路，但是罗马又缺乏橄榄之类的经济作物。

所以，罗马想生存就必须扩张，通过战争的方式劫掠周围农业区的粮食。可是面对这样的穷山恶水，罗马人凭借什么去保有自己的土地然后实现扩张呢？

答案是疟疾。罗马城建立的地方有七个小山丘，所以又被叫做七丘之城。城市的周围有很多沼泽地，沼泽多意味着蚊子多，而蚊子则会传播一种极古老的疾病——疟疾。

在与疟疾长期对抗的过程中，人类也逐渐演化出了自身的防御机制。非洲人演化出镰状红细胞贫血，该病患者的红细胞会失去原有的圆盘状形态，而变成易被破坏的镰刀状。单核巨噬细胞可以将镰刀状的病态红细胞和其中的疟原虫一起消灭掉，这样一种造成人类死亡的疾病却奇妙地成了人类健康的守护者。在非洲，许多人身上都携带该病的基因。

罗马人走的路线与非洲人不同，他们演化出了另外一种叫做"遗传性葡萄糖-6-磷酸脱氧酶缺乏症"的疾病，这个名字过于复杂，所以大家可以记住它的简化版本"蚕豆病"，因为身患这种疾病的人会在接触新鲜蚕豆和蚕豆的花粉之后出现急性溶血性贫血。该病的患者虽然红细胞存在重大缺陷，但是却可以让疟原虫无法在其中存身，故而"蚕豆病"就这样成了罗马人对抗疟疾的武器。

环境的恶劣程度、传染病的威胁在战争中是与敌共险。但是基因上的抗病优势却令罗马人大占上风。不过问题是当时意大利半岛上的居民同样经常受到疟疾的侵扰，在演化过程中同样具有这样的优势，为什么罗马人可以脱颖而出？我的答案是：罗马人并没有脱颖而出。事实上与其说罗马是罗马人的罗马，倒不如说是意大利人共同的罗马。

早在建国之初，七丘之上就居住着包括罗马人在内的多个民族，随着时间的推进，越来越多的民族加入其中，罗马是罗马人、萨宾人、伊特鲁里亚人和埃特鲁斯坎人共同的罗马。罗马初期的成功扩张源自它的包容精神，比如在和萨宾人的战争之后，并非鱼死网破，而是互惠互利，成为了长久的伙伴关系。再比如著名的独裁官恺撒，就根本不是罗马人。

罗马的恶劣环境和落后的农业使得它不得不走向武力扩张的道路，但在统一意大利的过程中，抗病基因这个最强大的武器还派不上什么用场，所以在公元前509年到公元前207年的这段时间里，罗马人统一意大利的过程十分缓慢，而且痛苦，与其后的扩张速度完全不可同日而语。这个统一的时间段和疟疾在罗马的分布、发病趋于稳定的时间段是基本吻合的。

完成了统一大业之后的罗马，已经积累了一定的对抗疟疾的经验。他们修建了大量的水利设施，改善了沼泽地区的生存环境，减少了蚊子的数量，这些都是防范疟疾的有效措施。

罗马的建筑轩敞明亮也不是没有原因的，这样的建筑风格，配合在居所外修建的广场都十分利于通风。尽管这么做的理由并不科学，是为了让风吹走所谓的导致传染病的"瘴气"，但是客观上这种措施减少了蚊子，起到了防止疟疾的作用。

最重要的，在战场上捷报频传的罗马军队，在获胜之后带回来大批的物资，让罗马人远离农业劳动，远离了危险的沼泽。

除了建筑风格特别利于通风之外，罗马人对于水利设施的兴建也特别热衷。罗马人修建的排水系统，以今天的眼光看来也依然毫不逊色。工程量巨大的马克西马暗沟（Cloaca Maxima）有效地排出了罗马城中的污物。

就在离马克西马暗沟入口处不远的地方，就是科斯美汀圣母教堂（Santa Maria in Cosmedian），这座规模很小的教堂里有因为电影《罗马假日》而闻名世界的"真理之口"。影片中格里高利·派克假装自己的手被它吃掉，而吓得奥黛丽·赫本花容失色。根据格里高利·派克191cm的身高，我们不难感受到"真理之口"巨大的个头，这个大家伙原本可不是什么装饰物，而是古罗马城市排水系统中的井盖，从它的尺寸我们也不难想象古罗马时期的排水系统是怎样的发达。另外，一个有趣的小细节是，格里高利·派克原本也是医学生，而且他在50岁时还担任了美国癌症协会的主席。

罗马的供水系统也同样出色，在今天的罗马城里，还依然能见到古罗马时期的水渠，而在意大利的部分地区，这些两千多年前的水渠依然还在使用。在罗马帝国疆域下的城市，随处可见水龙头与喷泉，在罗马帝国时期，除了大量的用于浴池的水之外，每人每天可以取用超过378升水，即便是在现代，也没有哪个城市能达到这样的供水量。

在最初的共和时期，罗马凭借自己的武力，征服了意大利的诸多民族，随后逐步扩张自己疆域。但是，在那个年代里，武力强大并不一定代表着文化也先进，地盘越来越大，罗马人接触到的古希腊文明也就越来越多，结果就是罗马人一步一步征服了地中海，但是在这个过程里，古希腊的文化和价值观征服了这些入侵者。

罗马人看到古希腊的文明处处都好，干脆就统统学了过来。很明显的一点，看到古希腊众多可亲可敬的神灵，罗马人二话不说，改个名字就都变成了自己的神。在医学方面也是如此，虽然罗马人觉得自己充满了优越感，其他被征服的民族都远远不如自己，但是遇到治病这个事的时候，罗马人发现希腊医生就是水平高。所以在古罗马，希腊医生的地位提升很快，希腊的医学知识占领罗马也就十分顺理成章了。

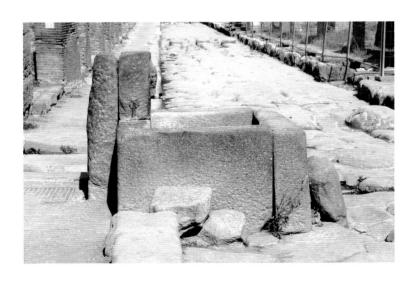

古罗马的水利设施

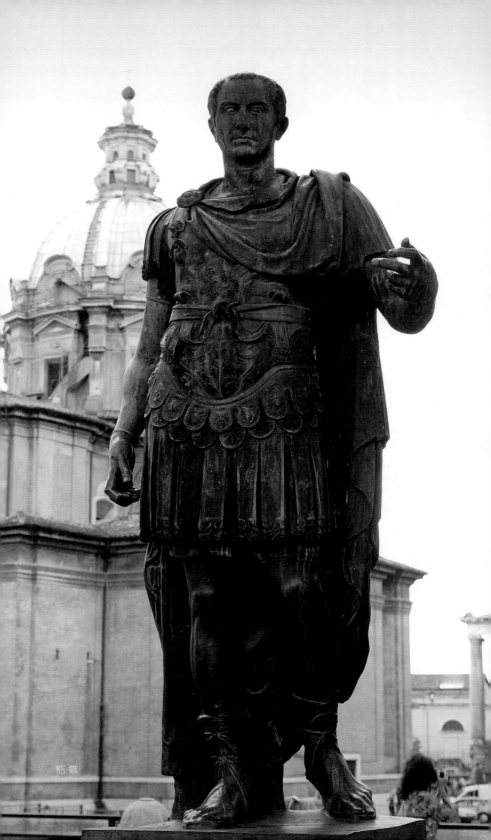

共和时期的罗马

罗马共和国的最后一个执政官就是赫赫有名的恺撒·盖尤斯·尤利西斯（Caesar Caius Julius），July（七月）正是用他的名字命名的。他征服高卢的功绩被他自己详细地记录在了《高卢战记》一书里。虽然他在消灭了自己所有强大政敌之后不久就被刺杀身亡，没能亲眼看到罗马从共和国时期过渡到帝国时期，但是他的功业却是之后的每一位罗马皇帝都羡慕不已的。

恺撒·盖尤斯·尤利西斯虽然没当过罗马皇帝，但是他的名字却直接变成了"皇帝"，并被欧洲各个国家所使用。事实上"恺撒"这个中文名字，就是音译自德语中"Kaiser"一词。

Caesarean（剖宫产）这个单词的由来与恺撒（Caesar）之间存在着显而易见的关系，剖宫产后的手术切口则被称作"皇帝切口"，这源自一个传说。据说恺撒本人是经由剖宫产出生的，因此从那个时代起，剖宫产就获得了和这位伟大人物之间的联系。但是这个传说明显是不可信的，以古罗马的医疗水平，既没有麻醉技术，更没有无菌术，任何开腹手术都意味着死亡，而根据历史记载，在恺撒成年之后，他的母亲依然活跃在罗马政坛。

如此看来，恺撒以剖宫产的方式出生不过是个传言罢了，那么又是为什么恺撒会和剖宫产联系在一起呢？原来，恺撒曾经颁布过一条法令，因难产而死的妇女是不允许和自己的孩子一起下葬的。这样一来，有些可怜的母亲，在孩子还没有出生的时候就死掉了，而在死后又得把未降生的孩子从子宫中剖出才可以下葬，这个操作被和颁布这条法令的恺撒联系在一起，也没什么可奇怪的。

恺撒所颁布的和医学相关的法令可不止这一条，在公元前46年，恺撒给予了所有的医生以公民权，这让罗马的医生们脸上大大有光。那么问题来了，恺撒为什么会颁布这样一条法令呢？在此之前的罗马医生难道都过的缺少尊严吗？这条法令隐含的意思是之前的罗马医生都不是罗马人吗？这些问题的答案，还要从罗马对希腊的征服和学习说起。

在罗马文明的早期，虽然他们和希腊，尤其是医学的中心西西里岛离得很近，但是罗马人根本没从希腊人身上学来什么医学知识，他们的医学完全都是巫术医学，充斥着种种迷信内容。那个时候的罗马人认为一切治疗疾病的能力都是神灵才能拥有的魔力，他们信奉着花样繁多的神灵，几乎每一种疾病都对应着一个特定的神。

如果所有的治疗都依靠神和神的祭司，那么早期的罗马是不是根本没有医生呢？倒也未必。在公元前4世纪，著名的《十二铜表法》就已经出现，在这部法律之中已经有了如下规定：医生做手术的时候，如果因为疏忽导致了奴隶的死亡，是需要给予金钱赔偿的。由此看来，古罗马很早就有了医生，但是此时的罗马人，认为家长（pater familias）的职责之一就是进行医疗活动，因此此时的罗马并没有职业医生。

随着罗马不断扩张自己的版图，与希腊以及希腊化地区的接触自然也就越来越多，人口的交流也越发频繁，很多希腊医生就这样来到了罗马城。他们不分内外科，一边实施放血术，一边卖药。骄傲的罗马公民是根本不屑于成为职业医生的，宽袍大袖的他们怎么能在小铺子里给那些角斗士、妓女和奴隶进行治疗呢，尽管这是一份最为赚钱的职业。在双方看来，这些外来的希腊人是最适合从事这份职业的。

当然也有许多罗马人是反对希腊医生的，罗马的执政官加图（Cato，公元前234年～公元前149年）就努力地维持着罗马的风俗，他非常厌恶希腊的文化，自然也厌恶一切把希腊的知识带到罗马来的人，尤其是希腊医生。他曾经控告希腊医生毒害自己的病人，在他的眼中希腊医生是罗马最大的敌人，在写给自己儿子的信里，他特意强调："希腊人每次带给我们的一些新知识都将使罗马腐化，但是更坏的是他们打发医生来，他们曾发誓要用药杀死野蛮人，而他们就称罗马人为野蛮人。"

在罗马人接受和反对的两种态度里，最终是什么决定了希腊医生的归宿？当然是看疗效！在希腊医生到来之前，罗马人把卷心菜当成是无所不能的药物，在治疗脱臼的时候会使用燕子，当然在治疗过程中也少不了咒语的帮忙。坚决抵制希腊医生的加图就坚信卷心菜的疗效，他认为卷心菜可以治疗包括淤伤、溃疡和乳腺癌在内的一切疾病，这种信念让他的妻儿送命，但是加图宁愿自己的家人死掉，也不愿意请一位希腊医生来看看。

这些手段和希腊的医学知识相比实在不值一提，于是后面的故事也就很容易想象，到罗马来的希腊医生迅速地成为了罗马贵族的座上宾，他们在执政官的家中得到接待，他们中的很多人迅速发财。显然，只有希腊医生才配称得上是医生。这一切得益于一位智者的到来，他的名字叫做阿斯克勒皮亚德（Asclepiades）。他大约在公元前1世纪来到罗马，人们称他为医生之王，在达到罗马之后，他成为罗马最显赫的贵族的朋友，受到了他们热情的欢迎。

阿斯克勒皮亚德是一位唯物论者，曾经在亚历山大利亚学习医学知识，这些知识让他在罗马如鱼得水，传说中他曾在回家的路上看见一个送葬的队伍，人们因为疲劳而把尸体停放在路边，阿斯克勒皮亚德的好奇心驱使他询问了患者的死因，可是死者的家属没人能够明确地告诉他。于是他就仔细地检查了尸体，最后他郑重宣布，这个人还没有死。随后他用自己富于雄辩的口才说服了家属，并花了几分钟的时间救活了这位"死者"。这样神奇的事迹自然让他很快在罗马获得了令人赞叹的好名声。

也正是因为以上的种种原因，在罗马共和国的末期，在罗马行医的人几乎都是外国人。他们有钱有地位，整日出入于罗马的达官显贵家中，而此时，伟大的恺撒发现，这些医生居然还都不是罗马公民，这还有王法吗？于是他大笔一挥，赐予所有的医生以公民权。这件事一方面见证了罗马的宽容，另一方面则隐晦告诉我们一个事实，古罗马的医学完全承袭了希腊的医学知识，而且缺乏自己的创造。

有人说，罗马之所以强大正是因为其包容的态度，被征服的土地和人民以行省的形式融入了罗马之中，成为这个国家的一部分。这一点从罗马人对希腊医生的处置方式便可见一斑，但是这件事的另一面则是，希腊的医生因为很快获得了财富，于是也把希腊奢靡的生活方式带进了罗马，罗马人淳朴的生活方式很快就被这样的奢靡和征服远方的喜悦所取代，纸醉金迷的生活让罗马人最终丧失了进取的意志。所谓幸与不幸，大抵如此。

一件充满讽刺意味的事是，Caesar（恺撒）的名字源自拉丁文Caesaries，这个单词的意思是"毛发浓密的"，可恺撒本人是一个著名的秃头。"埃及艳后"克吕巴特拉为了自己的爱人，使用了无数奇怪的偏方试图治疗恺撒的顽疾，比如用马的牙齿、鹿的骨髓以及其他古怪的成分混杂在一起，制成药膏抹在恺撒的头上，当然，这无济于事。

另一件有趣的事是，1963年在电影《埃及艳后》中，影星伊丽莎白·泰勒（Elizabeth Taylor）扮演了克吕巴特拉，在剧照之中我们清楚地看到，这位影星曾经被气管切开术挽救过生命。气管切开术最早正是由和克吕巴特拉同时代的阿斯克勒皮亚德最早记录的。虽然不知道在刚才提到的让人死而复生故事之中，他所采取的救治措施中是不是包括了气管切开术，但是，这项技术在两千年后确确实实挽救了伊丽莎白·泰勒的命。

虽然恺撒是秃头这件事让我们印象深刻，但是，今天所能看到的恺撒的雕像却有浓密的头发，这是因为现存的恺撒雕像大部分都是屋大维时代的产物，所以艺术家们就把那个时代最流行的发型留在了恺撒的头上。那么，屋大维又是谁，他又开创了怎样的一个时代呢？

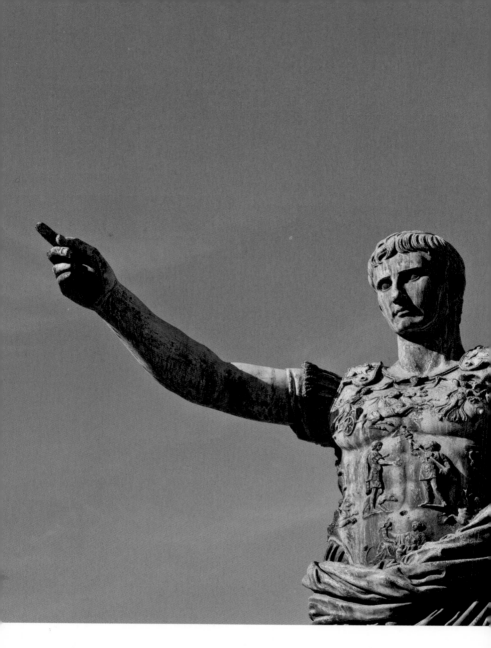

屋大维

帝国时期的罗马

屋大维的原名叫做盖乌斯·屋大维·图里努斯（Gaius Octavius Thurinus，公元前63年9月23日～公元14年8月19日），他是恺撒的甥孙，公元前44年，也就是恺撒给了医生以公民权的2年之后，被恺撒收为养子并成为他的第一继承人。恺撒死后，屋大维消灭掉了所有的政敌，执掌了罗马的大权，登基成为罗马的皇帝，这也是罗马帝国时期的开始。

元老院为他奉上尊号奥古斯都（Augustus），意思是至高无上。他的名字也变成了盖乌斯·尤里乌斯·恺撒·奥古斯都（Gaius Julius Caesar Augustus）。

为了让自己可以和恺撒一样不朽，屋大维也想在某个月份上留下自己的印记，于是他用奥古斯都这个称号命名了8月（August）。虽然屋大维的生日是在9月，但是他是在8月登基，因此这个月份对他来说颇有感情。为了和恺撒并肩，屋大维还把2月份减少了一天，加到了8月份，这样8月份也和恺撒所属的7月份一样，共有31天。

屋大维强有力的统治给予了罗马两个世纪的和平，在他去世后，罗马元老院将其奉为众神中的一员。

在屋大维之后，是连续好几个名声不好的皇帝：提比略、卡里古拉、克劳狄乌斯和尼禄。此时的罗马，接受的是来自希腊的多神的宗教，虽然屋大维刻意神话自己，把自己说成是神的儿子，而且最终在神的领域占据了一席之地，但是对于基督教这种新兴的一神教，历任罗马皇帝还是有本能的反感。在提比略执政时期，耶稣被钉上了十字架，而在尼禄执政时期，对基督徒的迫害达到了高潮。

因为以酷刑将耶稣处死这件事，提比略治下的年代无疑成为了基督教徒眼中最黑暗的时期之一，但是在科学和知识的积累方面，这一年代却并非一无是处。历史上第一位伟大的百科全书家、伟大的拉丁文医学作家塞尔苏斯（Celsus）在约公元25年～35年完成了他的全集 *Deartibus*，这个年份和耶稣死亡的公元33年相去不远。

塞尔苏斯其实不是医生，但是他有优秀的医生朋友，因此可以了解到丰富的医学知识，事实上博闻强识的塞尔苏斯在他的全集中涵盖了几乎当时所有的自然科学知识，其中包括农业、军事技术、修辞学、哲学和法律。通过他的著作，我们才能得以了解希波克拉底和亚历山大利亚的医学知识，在他著作里把治疗方法分成了饮食、药物和外科三大类，看来那个时代，吃还真是一门重要学问呢。

不过如果依据这种分类方法认为当时的医生也分成泾渭分明的三类那就错了，其实那时的医生也是时常混用这些手段的。可以看出，塞尔苏斯其实是在对医学进行系统的分类，他想向大家传递这样一个信息——医学除了经验之外，对于理论的总结也是非常重要的。但是，当时的医生对他完全不屑一顾。原因有两个，一来，如前文所述罗马的医生全是希腊人，他们根本看不起罗马人的医学著作；二来，当时的医学教学模式完全是师徒相授，纯粹的经验医学，对医学理论缺乏兴趣。

值得一提的是，塞尔苏斯的书中提到了炎症的四个特点：红、肿、热、痛，这个概念一直到今天也还在使用。当然，尽管他的著作里有很多有用的东西，但是却一直默默无闻，发现他价值的是教皇尼古拉五世。在文艺复兴时期，渴望学习希腊、罗马知识的欧洲人见到塞尔苏斯的著作时非常激动，这才让他的书广为流传。

除了塞尔苏斯之外，我们必须提到另一位百科全书的编纂者，他就是伟大的博物学家老普林尼，他的《博物志》在几百年里都是非常受欢迎的医学著作。老普林尼毫无疑问经历了大暴君尼禄统治的时期，因为在他的书里曾经提到，尼禄带着绿柱石看角斗士比赛。我们搞不清楚老普林尼笔下的绿柱石究竟只是一块透明的矿石，还是已经制作成了镜片，我们只能确定他在自己的书中记载了大量诸如此类奇奇怪怪的知识，比如在他看来，长颈鹿是没有脾的。

没有人可以摆脱自己的时代，老普林尼生活的时代恰好迷信盛行，缺乏思辨的头脑来判断真理与荒谬。因此在老普林尼的书里，虚妄的知识比比皆是，但是不得不说，他一定是怀着对这个世界无限的好奇心去记录下他所听到的一切趣闻。关于好奇心这件事，公元79年，维苏威火山喷发，老普林尼怀着自己远超常人的好奇心去近距离观察火山喷发，可以肯定他一定到了离火山非常近的地方，因为他再也没有出来。

维苏威火山的这次喷发，在极短的时间内就将庞贝古城埋在了火山灰之下，这座繁华的城市仿佛被凝固在了时间之中，在将近两千年之后出土时，向我们真实地展示了古罗马城市的风貌。这场灾难不仅仅是吞噬一座城市这么简单，紧随其后的就是一场大瘟疫悄无声息地降临到了布坎纳帕（Campagna）平原，根据当时的记载，每天的死亡人数到达了惊人的1万以上。

这次瘟疫只是罗马帝国经历的五次大瘟疫的第一次，在之后二百多年的时间里，瘟疫反复侵袭着罗马帝国，对帝国造成了极为沉重的打击，比如在公元125年的那场瘟疫，仅在尤迪卡一个地方，3万罗马驻军几乎全部死于瘟疫。与战争和奢侈的生活方式相比，瘟疫的破坏性显然要大得多，这些瘟疫使罗马帝国的政治生活和社会生活瘫痪。同时，在医学欠发达的年代里，瘟疫令人绝望，这为罗马的宗教更迭起到了推波助澜的作用。

在瘟疫面前，死亡持续不断降临，在一切治疗都无效的情况下，人民自然对当时的医生产生了怀疑。尽管希腊、罗马医学勇敢地迈出了摆脱迷信的第一步，但是在面对瘟疫时依然是无能为力，人民当然不管医学走的方向对不对，只要不管用我就不信你，于是他们纷纷在其他方面寻找慰藉。

这样一来，巫术和神秘主义很快卷土重来。只有自称是无所不能的神才能让人民感到安心，于是基督教在这样一个社会背景下蓬勃地发展了起来。

但是这个时候的基督教不但不被罗马皇帝认可，而且还被看做是邪教，一座罗马代表性的建筑见证了基督徒被迫害的历史，它就是斗兽场。尼禄修建了富丽堂皇、奢华无比的黄金宫，但是这样的穷奢极欲也最终导致了他的政权被推翻，而他本人被迫自杀。继他之后的罗马统治者苇斯巴芗把尼禄享乐用的地方还给了公众，他将黄金宫拆掉之后修建了斗兽场。因为在这里有尼禄的巨像（Clolssus of Nero），所以这座建筑被叫做科洛西姆（Colosseum）。

当斗兽场修建完毕的时候，在这里举行了长达100天的庆祝活动，除了角斗之外，人们甚至在其中灌满水，上演海战，参加人数高达3000人。之后的历代统治者都会尽最大的可能在这里举办一场规模巨大的竞技比赛，无数的人和动物丧生在这样的活动中。虽然尼禄的黄金宫被斗兽场所取代，但是尼禄迫害基督徒的行径却被之后的罗马皇帝保留了下来，而斗兽场正是迫害基督徒的重要场所，大量的基督徒在这里被迫与野兽搏斗，并丢掉了性命，直到今天，罗马斗兽场中还竖立着一个巨大的十字架哀悼这段悲伤的往事。

斗兽是古罗马一项重要的，同时也是极其野蛮的活动，在罗马帝国里，斗兽场遍地都是。这里上演了无数的人与人相残、兽与兽相残、人与兽相残的血腥场面，这一活动见证了罗马人野蛮的一面，但也同时见证了古罗马医生在创伤急救方面的成就，也正是救治角斗士的过程，让一位伟大的医生成名。在整个人类的医学史中，论起对医学思想的影响，无论是持续时间还是地域范围，没有任何一个医生可以和他比肩。不错，希波克拉底伟大，但如果不是在他坚持不懈的推行之下，希波克拉底也无法拥有如此大的声望。

那么，他是谁？

盖伦！

帕加蒙（Pergamon）这座现属土耳其的古城坐落于爱琴海东岸，它曾经是古希腊的殖民地，之后又被纳入了罗马帝国的版图。这座城市虽小，但是十分富裕，公元前2世纪的时候，这里聚集了大量的学者，文化一度十分繁荣。当时这座城市的图书馆有20万册藏书，帕加蒙的统治者希望这座图书馆可以超越亚历山大利亚的图书馆，本来这是好事，可是想把对方的馆长挖过来做自己的馆长就把亚历山大利亚彻底惹恼了。

亚历山大利亚自然有惩罚帕加蒙的办法，那就是禁止向帕加蒙出口他们的特产"莎草纸"，这可是当时最主要的书写纸张，没有了它就没法抄写书籍传播知识。帕加蒙在这种形式下穷则思变，努力开发羊皮纸。羊皮纸顾名思义就是用羊皮做的纸，人们精选优质羊皮，将它们用化学溶液浸泡、鞣制，然后绷起来风干，这样就可以得到洁白的羊皮纸了。羊皮纸哪里都好，除了一个难以克服的缺点，就是过于昂贵。

在帕加蒙这座城市里，知识用这样一种昂贵的形式被传承了下来，而这样巨大的代价总会有所收获，帕加蒙的收获就是在这里培养出了一位伟大的医生。他具备所有让自己青史留名的条件：渊博的知识、高超的医术、雄辩的口才和丰富的著作，这所有的一切最终不仅让他的名声遍布整个罗马帝国，更让他成为了无可争辩的对整个医学史影响最为深远的人物，他就是克劳狄乌斯·盖伦（Claudius Galen，公元129年～公元199年）。

盖伦的父亲叫做尼康（Nikon或Nicon），是一位精通哲学、数学和建筑学的人。他性格和善、为人正直，是一位可亲可敬的人物，而且尼康的家境也颇为殷实，生活无忧，这都让盖伦可以在童年时期被父亲言传身教，受到了很好的教育。但是上天不会过于眷顾某个人，在尼康幸福的一生里，也有美中不足之处，那就是他的婚姻。

尼康的妻子、盖伦的母亲是一个脾气暴躁的女人，她时常尖叫而且不断辱骂自己的丈夫，有的时候甚至会咬家中的仆人，她的所作所为简直超过了哲学家苏格拉底（Socrates）那著名的恶妻赞蒂普（Xanthippe）。公元129年，这对欢喜冤家生下了一个儿子，尼康为他起名为盖伦（Galen）。这个名字源自希腊文galenos，意思是"宁静"，通常用来形容平静、没有波涛的海面。想必尼康在起这个名字的时候一定饱含了自己对于这个世界最深情的企盼。

童年时期的盖伦在帕加蒙的学校了奠定了坚实的哲学基础，同时对建筑学、天文学、农业等科学的知识都非常感兴趣，但是最终在父亲的影响下，他走上了专攻医学的道路。然而尼康并非是医生，影响盖伦学医又从何说起呢？原来，在帕加蒙有一座医神阿斯克勒庇俄斯的神庙（这座神庙已经在19世纪被迁到了德国），当地人相信它非常灵验，而在一个夜里，医神曾经托梦给尼康，于是尼康深深相信，医学才是自己儿子值得奉献一生精力的学问。

于是，盖伦跟随帕加蒙的几位医生学习，诸如萨蒂卢斯（Sayrus）、斯特拉考尼克斯（Straconicus）、埃希戎（Aeschrion）。在这几位优秀的医生教育之下，盖伦渐渐对医学产生了非常浓厚的兴趣，并且立志成为一名伟大的医生。由于他过于刻苦，夜以继日的学习，终于把自己累倒了，甚至在自己患病的过程中，盖伦都没有忘记观察记录自己的病情，以希望能从自己身上学到关于疾病的知识。

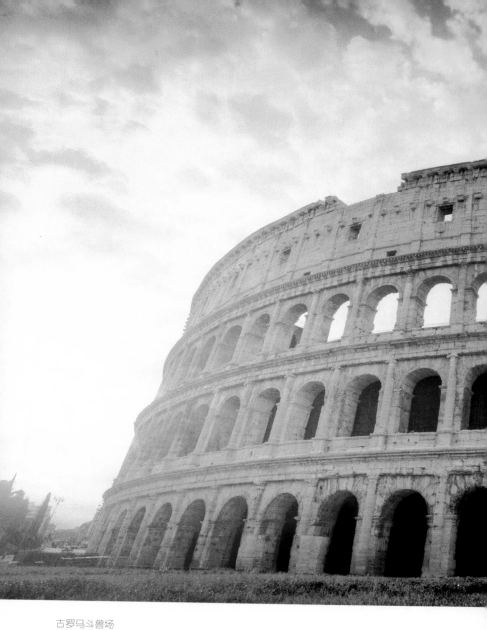

古罗马斗兽场

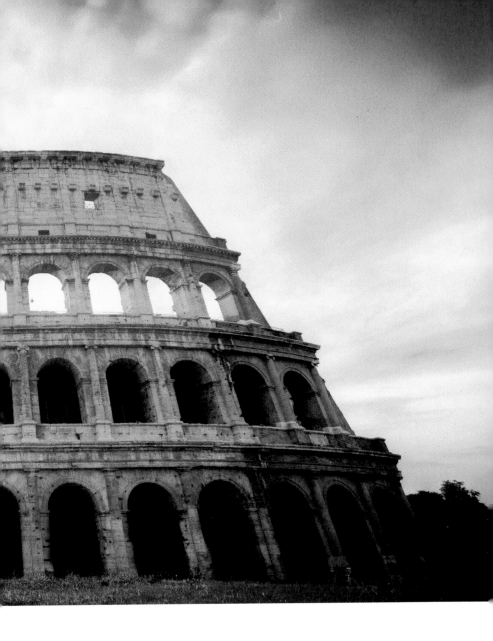

古罗马斗兽场的
故事

在家乡帕加蒙度过了快乐充实的青年时代之后，20岁的盖伦不得不面对一件悲伤的事情，他的父亲尼康去世了。此时的盖伦满怀着追求医学的热情，而帕加蒙再也没有什么值得留恋的人和事，于是他开始了长达9年的游历，去其他的城市继续自己的学习。他的足迹经过了麦地那（Smyra）、佩洛普斯（Pelops）和科林斯（Corinth）等城市，最终达到了他心中的目的地——亚历山大利亚。

此时，距离希罗菲利斯和埃拉西斯特拉图斯的时代已经过去了五百年，但是亚历山大利亚依然有一所著名的学校，也仍然是解剖学的重镇。但是盖伦已经不能像那两位前辈一样，可以获得病患的尸体和器官，所以只能在动物身上进行解剖学的学习。事实上，通过对于盖伦著作的研究，我们知道他解剖过猪、猴子、牛等许多动物，甚至还有一头大象，但是几乎没有进行过人体解剖，这也解释了为什么他的著作中有很多古怪的解剖学知识。

公元157年，盖伦终于回到了帕加蒙，家乡正需要他，因为在一年一度的角斗士比赛里，正好缺一名医生，于是盖伦就担任了这个职务，而且一干就是三年。在这个三年里，盖伦治疗了许多角斗士，在他看来伤口是可以看到身体内部的窗户，这段经历对于他更深入地理解人体和疾病起到了很大的促进作用。而且，据说在这三年里，经他治疗的角斗士没有一个死亡的，在当时那个年代实在是一个非常了不起的成就。

作为角斗士的医生不但要处理外伤，而且还要指导角斗士训练，这又给盖伦提供了大量的研究营养学的机会。帕加蒙的居民看到尼康的儿子成长为一名医生，自然是非常高兴，这让盖伦在治疗角斗士之外还有许多其他的患者，这座城市里的权贵纷纷来寻求他的帮助。在这样忙碌的工作之余，盖伦还行有余力地进行了很多哲学研究，他对哲学是如此的重视，以至于在他看来，一名医生首先是一名哲学家。

公元161年，帕加蒙这座小城市再也不能阻挡盖伦前进的脚步了，这位仅仅30多岁却经验丰富的医生一路走向了伟大的永恒之城罗马。此时的罗马城医生很多，有本地医生，有像盖伦一样的外来医生，还有一些江湖骗子混迹其中。为了发财，这些医生进行了激烈的竞争，使出了种种不堪的手段，相互辱骂、相互诋毁，然而盖伦并不在乎这些，他知道此时罗马的执政者是一位有智慧的皇帝，他会分辨出有真才实学的人。

刚到罗马城的盖伦人生地不熟，繁华的城市里并不缺少这位异乡人，他只能和同样来自帕加蒙的老乡互诉衷肠。就在这样的等待中，一个机会来到了盖伦的面前。欧德摩斯（Eudemus）是一位拥有很大名声的长者，也和盖伦一样是帕加蒙人，在他生病的时候找到了罗马城最著名的执业医生，但是却对他的病情没有任何帮助，反而越来越重。在生命垂危的时候，他想起了尼康的儿子盖伦，抱着死马当活马医的态度请盖伦来进行治疗。

盖伦仔细检查了患者，不但给出了治疗意见，还对病情的发展作出了翔实准确的描述，这让人十分信服，在经过了盖伦的食疗之后，欧德摩斯痊愈了，一切都见证了盖伦准确的预见。欧德摩斯被救活，既是患者的幸运，也是医生的幸运，在此之后，这位信奉逍遥派哲学的长者满怀着对盖伦的感激之情，到处称赞盖伦神奇的医术，借助他的影响力，盖伦迅速在罗马城建立了自己的名望。

盖伦不但医术超群，同样也不乏世俗的精明，他非常善于经营自己的名声，直到今天，我们在他的著作中依然能看到他对自己医术长篇累牍的夸耀。我们要把这些作为他的缺点吗？未必，盖伦来到的罗马已经不是五百年前的罗马了，此时的罗马城里医生之间存在着非常激烈的竞争。若是没有这样的手段，伟大如盖伦只怕也不一定能站住脚。

事实也是如此，在盖伦的事业蒸蒸日上的时候，并不是没有遇到过阻力。当其他的名医眼睁睁地看着无数有钱有势的病人被吸引到了盖伦的门下，自然满肚子都是嫉妒。这些医生不断向盖伦发出诘难，比如反复盘问盖伦学习的是哪个流派的医术，而盖伦则坦然的回答，没有什么流派。盖伦用这样的高傲把自己凌驾在了当时所有的医学流派之上，如果有哪位医生足以让盖伦认可，也只有医学艺术的创始人希波克拉底了。当然，从医学体系来讲，盖伦也确实是希波克拉底四体液理论的忠实继承者。

希波克拉底认为治疗疾病需要让人全身的体液达到平衡状态，而盖伦提出这个治疗过程可以按照器官逐一进行。在治疗方面，盖伦则非常推崇放血疗法，虽然这个治疗手段很早就被提出，但是之前的医生经常采取横断血管的方式进行放血，这就经常会因为放血量失去控制而导致患者的死亡。盖伦对此进行了改进，他对静脉进行纵向切开，这样就大大地提高了放血疗法的安全性。

盖伦推荐的放血量大约是一次500多毫升，这以今天的医学眼光看也未尝不可，毕竟目前一些欧洲国家的一次献血量都可以达到800毫升。但是盖伦建议的放血频率确实太高了，日复一日这样放血就不是人体所能承受得了。然而盖伦还是言之凿凿地说，放血对人体并没有任何危害，为什么这位伟大的医生对放血这一疗法如此坚信，这还得从他对血液运行的认识说起。

在盖伦的医学体系里，食物被消化之后，其中的营养在肝脏被转化成血液，由心脏像水泵一样把血液供应到全身的各个器官，然后就消散在了那里。是的，就像拍打在沙滩上的浪花一样，消散了。也正是因为这个形象的比喻，盖伦这套对于血液运行的理论，就被称作"潮汐理论"，在这套理论之下，血液到了肢体的末梢不再回到心脏，那么把它们放出来又有什么不好？

正是因为觉得放血是有益于身体的治疗手段，故而一些人体的出血现象也就被盖伦认为是可以让自己变得更健康的自我调节机制，比如月经、流鼻血和痔病。虽然在几乎所有的人类文明中都对月经有着种种禁忌，甚至称其为"夏娃的诅咒"，但是在盖伦眼里，月经是妇女定期排出体内废物的过程。至于身患痔病许久，但是没有引发其他疾病的患者，更是盖伦非常乐于举的例子。

有趣的是，盖伦在罗马最大的敌人并非活在当下，而是五百年前成名于亚历山大利亚的埃拉西斯特拉图斯。埃拉西斯特拉图斯认为治疗多血性疾病最好的手段是减少血液产生，也就是饥饿疗法，在他的医学思想统治下的五百年里，患者们就这样在疾病和饥饿的双重痛苦之下走向死亡。盖伦认为这样的方法不但需要的时间多，而且还会不加区别地排空体内所有的东西，这种现状当然是需要被改变的，在他看来，切开血管是最简单和最快速的方法。

这样的新观点自然不被罗马城里的医生所接受，但是盖伦用他令人难以企及的雄辩能力最终征服了所有人。母亲那好斗的血液在盖伦的身体里沸腾，在盖伦到达罗马几个月之后，他就写出了这样一本书——《反对埃拉西斯特拉图斯》(*Against Erasistratus*)，书名就已经明确地表达了他的态度，而他的关于放血疗法的观点也在这本书中得以体现。随后，他似乎觉得这本书做得还不够，于是又写出了续集——《反对埃拉西斯特拉图斯派居住在罗马》(*Against Erasistratus Dwelling in Rome*)，而这些，不过是盖伦那庞大的作品集中微不足道的一小部分。

经过激烈的论战和治疗病人的实战检验，盖伦成功地被罗马帝国的贵族真正接受。尤其是在治疗了皇帝的女婿和幼子之后，盖伦成为了皇帝的私人医生。在公元96～180年期间，连续5位英明的皇帝统治罗马，聘请盖伦的正是"五贤帝"中的最后一位，著名的"哲人皇帝"、《沉思录》的作者马可·奥勒留(Marcus Aurelius)。

此后盖伦就待在宫廷中从事他的医学研究和写作工作，据说他有20多个秘书，时刻跟随在他的身边，把他说的每一句话都记录下来写成书，这让他留下了数百万字的著作，200多部作品。因为写的书实在太多了，为了方便后人阅读，他甚至专门写了一本书来介绍自己所有的著作，还耐心地说明了他的作品的正确阅读顺序，这一切将盖伦无比的信心展现得淋漓尽致。

当"哲人皇帝"去世之后，那位曾被盖伦拯救过生命的幼子登上了皇位，他就是康茂德(Commodus)，那位在获得第73届奥斯卡奖最佳电影奖的电影《角斗士》中被刺杀的皇帝。公元180年，在康茂德即位之后，不知道出于什么想法，他解雇了盖伦，但仅仅12年之后的公元192年，康茂德遇刺身亡，同一年一场大火烧毁了盖伦存放书籍的建筑，盖伦一半的著作都被焚毁，但即使这样，他依然留下了二百五十多万字的作品。

康茂德死后，盖伦继续为罗马的皇家服务，直到他70岁高龄去世。在他的一生之中，对于人体的每一个器官都进行了详细研究，在他的手中没有任何一个疾病是不能被治疗的，在他的著作中涵盖了医学的全部知识。在盖伦的拥护者眼中，盖伦就是医学界里无所不能的神。有趣的是，盖伦承袭了哲学家亚里士多德的思想，认为世界上一定有一个唯一的神，是造就世间万物的原动力，在自然中一切都是有目的的。恰恰是这个观点，符合了基督教的教义，在未来的日子里，盖伦真正被推上了医学界的神坛，他的观点不容任何置疑和辩驳。

具有讽刺意味的是，盖伦一直使用实验的方法去研究医学，但是他留下的知识却被后来的学者当成了不可置疑的经典。在未来的日子里，医生们孜孜不倦地在他的作品里寻找答案，却把他最重要的精神丢弃到了一旁。康茂德皇帝残忍粗暴的统治要为罗马的衰落负责，亲历这段历史的盖伦医生则在罗马走向没落的余晖中留下了自己高大的身影，等待着后人去超越。这一等，就是一千多年。

基督教的兴起

尽管盖伦继承了希波克拉底的知识，并且依靠自己的实证精神建立起了一个完整的医学体系，但是在强大的传染病面前，罗马人依旧缺乏足够的力量去对抗。在死亡的恐惧面前，人们需要精神的慰藉，罗马原有的宗教逐渐满足不了这个需求，于是基督教就这样蓬勃地发展了起来。

其实，医学和宗教一直都密不可分，直到很晚近的时候才分家。基督教七圣事中的涂油礼，其本源就是为患者治疗的仪式，最早的涂油礼就是为患者涂上油膏。随着时间的前进，它才演变成了一种临终仪式，为那些即将死去之人的身体和灵魂做准备。宗教给人以信念和希望，让人们能坚强面对世间的种种苦难，从这个角度上讲，它在当时的社会背景下当然是有积极意义的。

宗教要吸引信众，靠的不是讲道理，因为民众的知识多少、智力高低差别太大，讲那些深奥的东西不能保证大部分人都听得懂，所以就必须得依靠直观的东西，那就是神迹。在瘟疫肆虐的年代里，还有什么"神迹"比治疗垂危的病人更能让人信服？正是因为这些传说中的美好，基督教开始在当时的罗马兴起。

圣塞巴斯蒂安的传说

最早记录塞巴斯蒂安传说的文献叫《圣塞巴斯蒂安受难记》（*Passio Sancti Sebastiani*），成书于公元5世纪中叶。在这本书的记载里，塞巴斯蒂安出生在公元3世纪的米兰，成年之后成为了戴克里先的禁卫军队长，这是一个非常重要的职务。他在活着的时候展现过治疗患者的神迹，一个狱卒的老婆因为生病许多年都不能说话，经过塞巴斯蒂安祈祷之后，她就恢复了说话的能力，而且她声称自己亲眼看见一位天使降临在了塞巴斯蒂安的身边。

这样神奇的能力自然很容易吸引别人的注意，于是塞巴斯蒂安的名气很快就在罗马传开了。也正是靠着不断治愈别人的疾病，塞巴斯蒂安让很多人都改信了基督教，其中甚至包括执政官克罗马提乌斯（Chromatius），他听从塞巴斯蒂安的建议，捣毁了家中所有的非基督教神像，于是困扰他多年的疼痛就立刻消失了。

此时的基督教已经传到了罗马的统治阶层，这让戴克里先深深地感到不安，于是一场大迫害就这样拉开了序幕。被塞巴斯蒂安传教的人被一一逮捕判刑，而他本人自然也难逃厄运，在286

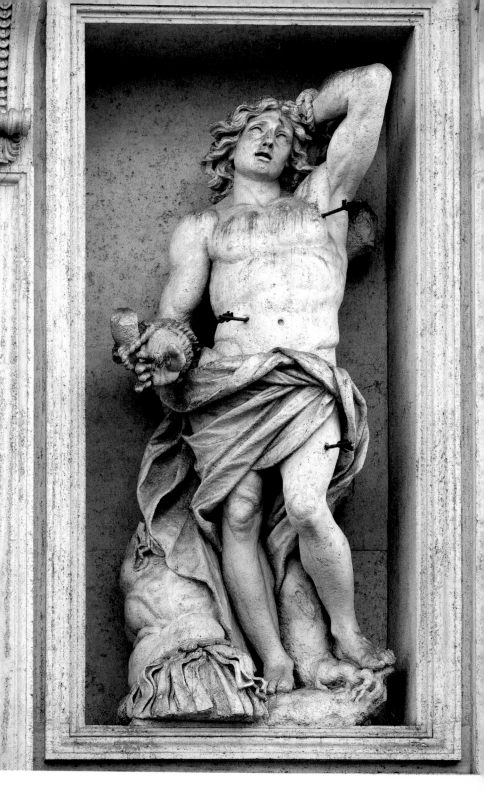

圣塞巴斯蒂安

年，塞巴斯蒂安的身份被揭发。面对审判的时候，他坚守自己的信仰，结果被处以乱箭射死的刑罚，在这种残忍的刑罚下，他的浑身都被插满了箭矢。

在当天晚上，其他的基督徒偷偷来给他收尸，结果发现他居然没有死，于是他们立刻把塞巴斯蒂安送到安全的地方治疗。在塞巴斯蒂安康复之后，他的朋友都劝他赶紧逃离罗马，但是这位圣徒对自己的信仰是如此的虔诚，他居然来到了戴克里先皇帝的面前，对他说，上帝让自己复活就是来斥责皇帝迫害基督徒的恶行的。

这一次，塞巴斯蒂安就没有上一次的好运气了，他被乱棍打死，尸体被扔在了罗马城里那条宏伟的水道马克西马暗沟里。在他死后的第二天晚上，他托梦给女信徒露西娜（Lucina），根据梦的指示，他的尸体被找到，并被安葬在了圣保罗和圣彼得坟墓的附近。公元367年，基督教会在他坟墓的上方修建了使徒教堂（Ecclesia Apostolorum）。以上就是《圣塞巴斯蒂安受难记》中所记载的传说的全部内容。

在教皇格里高利一世担任教皇期间（公元590～604年），塞巴斯蒂安成了罗马城的第三大守护圣徒，地位仅次于圣保罗和圣彼得。但是在这个时候，对于他的崇拜里，仅仅是作为罗马城的主保圣人和殉道者。而在中世纪里，塞巴斯蒂安在罗马城的地位不断提高，这要得益于对他的崇拜中被加上了一个新的内容，那就是抵抗瘟疫。

塞巴斯蒂安成为基督教里对抗瘟疫的圣徒有着先天的优势，因为他死过两次，而第一次是被弓箭射死，之前我们已经提到过，弓箭是神灵降下瘟疫的象征，因此塞巴斯蒂安成为"瘟疫主保"也就顺理成章了。相传，在公元680年的一场瘟疫之中，人们得到了上帝的启示，只有建立塞巴斯蒂安的祭坛，瘟疫才会消退。人们照做了，而恰好此时瘟也开始消退，自此，在基督教徒的眼中，塞巴斯蒂安便具有了驱散瘟疫的能力。

在13世纪之后，塞巴斯蒂安的神奇能力被传播的越来越广泛，他的地位也越来越高。这一点在文艺复兴时期的艺术作品中就可以看出，塞巴斯蒂安的画像中那垂下的几缕长发酷似耶稣，他的形象被应用在了只有耶稣和圣母才能使用的图式中去，这是任何一个圣徒都享受不到的特殊待遇。他能够被看做是耶稣一样的救世主，毫无疑问是与当时瘟疫横行有关系的。如果我们细心地看看文艺复兴时期的绘画，众多大师都绘制过以圣塞巴斯蒂安为主题的作品。

在一些美术作品中，塞巴斯蒂安的中箭部位是腋下、颈部和腹股沟区，而这也正是鼠疫患者淋巴结肿大的部位。在另外的作品中，塞巴斯蒂安的额头中了一箭，这象征着他以自己的身躯抵挡住了上帝的瘟疫之箭。

圣科斯马斯与圣达米安的传说

有关圣科斯马斯与圣达米安的传说是这样的：在3世纪中叶，阿拉伯半岛居住着一位品德高尚的寡妇，在她的悉心教导之下，他的五个儿子全都信奉了基督教。最小的两个是一对孪生兄弟科斯马斯与达米安，他们两个人都成为了医生，不但以高超的医术救活了众多的患者，而且他们怀着虔诚的信仰，不收取任何费用。同时，作为基督徒，他们还期望能拯救患者的灵魂。这样一来，在行医的过程中，这对兄弟就赢得了很大的名声。

不幸的是，他们两个恰好赶上了戴克里先迫害基督徒的浪潮，当地的总督认为他们两个是行骗的巫师。考虑他俩巨大的名望，总督以高官厚禄相许，劝他们干脆改掉自己的信仰，在罗马帝国的统治下享清福。但是这两兄弟并不答应，无奈之下总督就把两个人捆住手脚扔到了大海了，但是有天使来解救他们，并把他们送到了岸上。

总督看见这样的神迹更加愤怒了，情急之下他说这不算什么，阿波罗也能做到这些。要知道在基督教看来，除了上帝之外所有的神都是异教神，阿波罗也不能例外，于是上帝派了两个魔鬼来惩罚总督的失言，这时候充满怜悯之心的医生兄弟却又救助了总督。经历了这样的事情，总督的内心当然会有所动摇，但是其他人怕总督皈依基督教，于是就威胁总督说要到皇帝那里告发他。

在这种形势之下，总督只能硬着头皮继续想办法处死这对兄弟。但是，不管是用火烧还是用箭射，都不但不能伤到他们分毫，反而那些行刑人却遭了殃。最后，这两位兄弟实在觉得处死他俩的行为几乎成为了闹剧，还是他们自己祈求上帝不要再用奇迹阻止行刑，这才能让总督大人的行刑官杀掉了他俩。以上就是关于两兄弟传说的主要内容。

因为在上述传说中，两兄弟本身是医生出身，所以在中世纪里，科斯马斯与达米安这对兄弟成为了医生这个职业的主保圣人。纪念这对兄弟的节日被称作"双圣节"，在文艺复兴时期，佛罗伦萨的"国父"科西莫的生日正是双圣节这一天，他的名字也正是源自科斯马斯的名字。这位"国父"科西莫创造了美第奇家族（Medici family）的辉煌，而美第奇家族正是意大利文艺复兴最重要的资助者。有趣的是，"Medici"正是意大利语中"医生"的意思。当近代解剖学的创始人维萨里进行研究的时候，当时美第奇家族的掌门人科西莫一世曾经为他提供过尸体。伟大的伽利略在教导过伟大的哈维之后，也是在美第奇家族谋取了家庭教师的职务，而他的学生叫做科西莫二世。

除了上面所讲的三个圣徒之外，戴克里先和其他罗马皇帝处死的许多基督徒最终都成为某种疾病患者的保护神。通过对这些圣徒事迹的了解，我们可以清楚地看到，疾病和医学在宗教的传播之中起到的巨大作用。当然，从这些圣徒通过祈祷就可以治疗疾病的"神迹"之中，我们也可以想见，在基督教的思想统治欧洲的中世纪里，医学会变成怎样一番面目。

对欧洲文艺复兴产生重要影响的家族——美第奇家族的故事

中世纪
医学史

罗马的衰落

　　戴克里先皇帝的执政期间当然不是把所有的力气都放在了迫害基督徒上，他还对罗马帝国进行了重要的改革。当时，罗马帝国是一个幅员辽阔的大帝国，为了方便管理，戴克里先另封了一位皇帝。这还不算，之后这俩皇帝又分别封了一位皇帝，这样罗马帝国就有了四位皇帝，即所谓"四帝共和"，这就为罗马的分裂埋下了伏笔。

　　虽然经过戴克里先等皇帝的杀戮，基督教还是蓬勃发展了起来。事实上，尽管杀了那么多基督徒，但是戴克里先的妻子和女儿全都是基督徒，可见此时基督教的壮大已经难以阻挡。在戴克里先之后，又出现了一位著名的皇帝，那就是君士坦丁大帝，他对待基督教的态度可就和戴克里先大不一样了。

　　传说君士坦丁大帝和自己的政敌作战的前一天晚上，他梦见了一个十字架，并听见了一个语气坚定的声音，这个声音告诉他，他一定会获胜的。于是君士坦丁第二天英勇作战，果然获得了胜利。这时的君士坦丁皇帝觉得自己真的得到了上帝的垂青，在公元313年他颁布了《米兰敕令》，宣布基督教从此成为一个正式的被承认的宗教，这件事无论对于基督教还是罗马帝国而言，都是一件了不得的大事情。在此之后，基督教对于君士坦丁巩固政权也起到了非常大的作用。

虽然君士坦丁大帝将罗马帝国短暂的恢复了统一，但是他干的另一件事情却依然对罗马帝国的分裂起到了推波助澜的作用，那就是建设了一座用自己的名字命名的城市——君士坦丁堡。这座城市是如此的美丽和富有，它的魅力吸引了无数的罗马人投进它的怀抱，从此除了罗马城之外，罗马帝国又有了一个重要的政治文化中心。

罗马帝国的皇帝宝座传来传去，就传到了狄奥多西一世手里，这位皇帝虽然不如奥古斯都、戴克里先和君士坦丁那样出名，可是他干的两件事情影响却大得很。

第一件事，在他的手里基督教成了罗马的国教。在公元300 ~ 400年短短的100年间，基督教就从一个少数宗教迅速地成长为地中海地区最重要的宗教了。

狄奥多西一世干的第二件大事是在临死前，把罗马帝国分成了两半，分别让自己的两个儿子继承，这是公元395年的事情。从戴克里先开始的传统，终于有了结果，庞大的罗马帝国自此分成了东罗马帝国和西罗马帝国。东罗马帝国定都在君士坦丁堡，这个城市又叫拜占庭，所以东罗马帝国又叫做拜占庭帝国。拜占庭帝国顽强地坚持了一千多年，直到1453年才被阿拉伯人攻占。现在这座城市叫伊斯坦布尔，是土耳其最大的城市。

西罗马帝国就没有这样的好运气，自从狄奥多西一世死了以后，这个帝国的实权就逐渐落到了蛮族将领的手里。蛮族（barbarian）这个词的本义是不说希腊语的人，罗马人用它来代指罗马帝国以外的居民，虽然含有蔑视的意思，但是这些“蛮

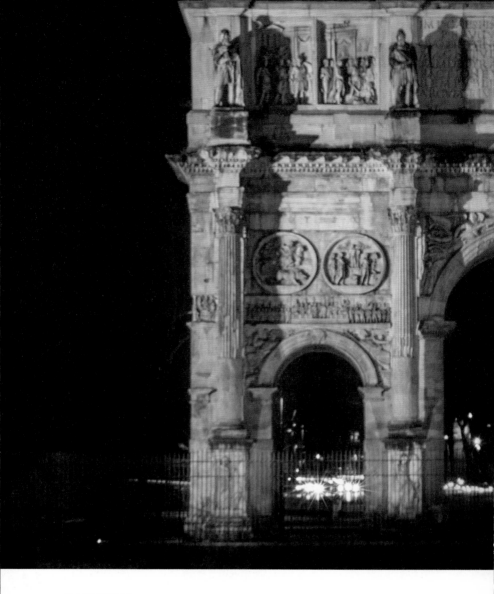

君士坦丁凯旋门

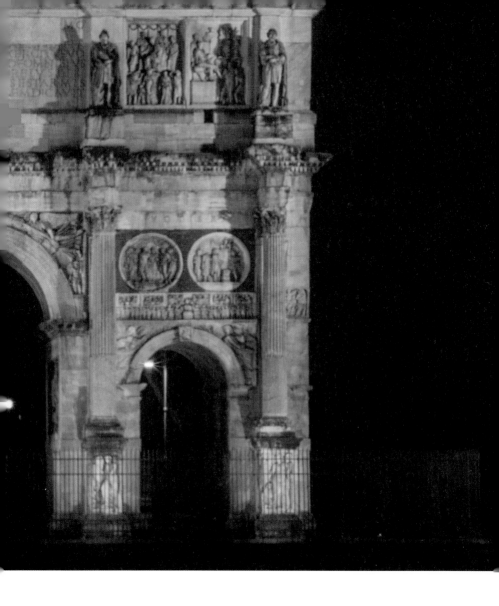

君士坦丁凯旋门
的故事

族"可未必真的野蛮。

早在恺撒执政的时候，罗马的军队里就有蛮族士兵，这些蛮族人和罗马人的接触时间很长，文化相互影响。蛮族人其实很仰慕罗马帝国，也总想融入到其中去，甚至有些蛮族人的国王自称是"罗马皇帝的士兵"。在宗教方面，更是跟着罗马人一起信奉了基督教。

本来双方相处的挺好，可是从亚洲来的匈奴人一路杀到了中亚草原，像是推翻了多米诺骨牌一样，让众多蛮族一窝蜂似的往欧洲跑。占地盘就得打仗，此时的西罗马帝国已经江河日下，根本扛不住蛮族的大迁徙，公元476年，最后一任皇帝罗慕路斯·奥古斯都（Romulus Augustus）被废黜，西罗马帝国就此灭亡。

这位末代皇帝的名字里，既有传说中罗马城建立者的名字，又有罗马帝国第一位皇帝的名字，也算是让这个辉煌的帝国有始有终了。在西罗马帝国的土地上，众多蛮族建立的国家征战不休，谁也没能再建立一个如罗马般统一而强大的政权，西欧就这样进入了混乱而漫长的中世纪。

在很长的时间里，中世纪都被认为是一个黑暗的时期。在这个时代里，世界上的很多地区都比欧洲发达，尤其是中国。自从14世纪的一位著名诗人用"黑暗"（tenebrae）形容这个时代开始，很多人都把中世纪当成是一个颓废衰落的时代，不过是在罗马帝国的辉煌和文艺复兴的辉煌之间的过渡时期罢了。

然而事实并不是这样，在这漫长的一千多年里，西欧的社会正在发生着缓慢地变化。农业产量的增加、西欧社会的城镇发展、奴隶制的逐渐消失、蛮族人的王国渐变成前现代化国家，这一切都为后来欧洲的崛起奠定了坚实的基础。虽然我们听惯了把中世纪比作是漫长黑夜的说法，但是即使如此，在这片夜空之中也缀满了繁星。

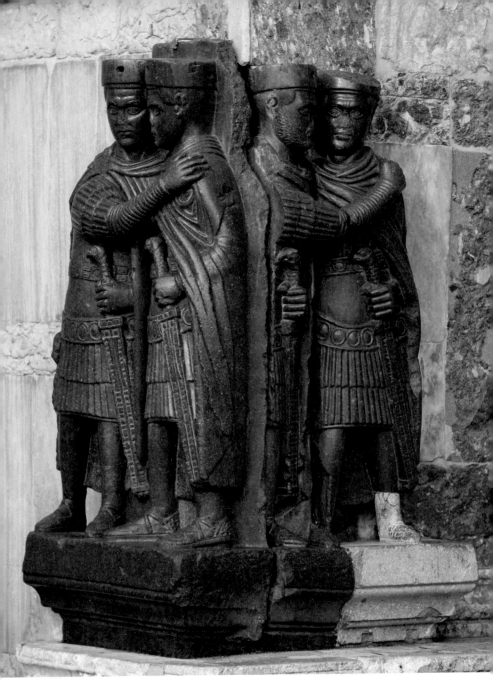

"四帝共和"

戴克里先和四帝
共和的故事

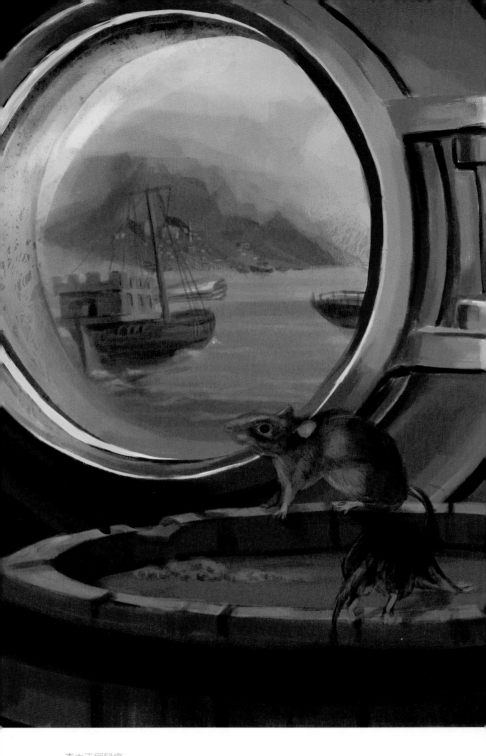

查士丁尼鼠疫

查士丁尼鼠疫

在长达一千多年的中世纪里，拜占庭帝国其实也曾经想恢复罗马的荣光，尤其以查士丁尼大帝的努力最为著名。他是一位非常成功的皇帝，在公元540年他已经征服了北非和意大利的全部领土，在雄才大略的查士丁尼的眼中，赶走蛮族光复罗马的伟业似乎就在眼前。

但是很不幸的是，他遭遇到了那个让他完全无力抵抗的敌人——鼠疫流行。因为查士丁尼本人也是患者，这次鼠疫以他的名字命名，史称"查士丁尼鼠疫"（*Plague of Justinian*）。

尽管有的历史学家声称与当时连年的战争相比，这次鼠疫的影响"微乎其微"，但是这样的评价只能说明，将瘟疫对历史进程的影响低估是一件非常目光短浅的事情。让我们看看这次鼠疫究竟对于历史进程造成了怎样的影响。

这场瘟疫是从埃及开始的，可能是老鼠藏在商船的货仓里，把瘟疫一路从北非传播到了大半个欧洲。当这场瘟疫流行最严重的时候，杀伤力和之后赫赫有名的黑死病一样致命。据拜占庭的历史学家记载，这座城市每天有一万人死于瘟疫，考虑到当时的城市规模，未必有那么多人口可供消耗，但是毕竟年代过于久远，这个数据永远难以核实，现代的学者估算，每天的死亡人数应该在五千左右。

我们甚至不需要其他更多的信息，而只是知道拜占庭人在这次瘟疫中死亡的情况，就可以感受到当时的惨状。在这次瘟疫里，大约40%的拜占庭居民死于非命，整个地中海东部的人口则大约减少了25%。因为已经没有空地和人力去掩埋死者，大批的尸体就直接被堆积在野外。这次瘟疫对拜占庭国力的消耗是显而易见的。

从此，拜占庭帝国再也没有能力去收回西罗马的故土了，或者说这场瘟疫造就了欧洲的中世纪也不为过，如果说这样一场鼠疫的影响是"微乎其微"的，那我还真想不出有什么事情的影响能称得上"大"了。

事实上，查士丁尼鼠疫可以被看成是一次全球性的鼠疫流行，与此同时的中国也正被鼠疫折磨着，这就是汉末三国时期的那场大鼠疫，中国的人口下降到了历史的最低点。这场鼠疫让已经病入膏肓的大汉王朝雪上加霜，并最终消失在了历史之中。

罗马与汉朝都是历史上庞大的帝国，它们在强大的时代里不断地扩张，如果真的任由它们如此，终有一天两大帝国会发生碰撞，但是历史没有给它们这个机会，而是让它们在非常相近的时间里相继没落，这就给地处两大帝国之间的人以极好的机会可以迅速地发展壮大。

十字军东征

中世纪的欧洲，诸多国家的君主都想号令天下，可惜谁也不服谁。基督教世界的精神领袖教皇，也有类似的想法，多任教皇都想让世俗的权力拜倒在自己的脚下。这样一来，王权和神权就展开了拉锯战。

国王认为自己"君权神授"，权力是直接从上帝那里获得的。虽然中世纪的西欧被分散为各个王国，其实都是靠血缘关系建立统治的，但是大伙都信教，所以道理上讲国王的权力当然是上帝给予的，这一点国王不但要让自己相信，更得让自己的人民相信。那么既然国王手握上帝的权柄，代替上帝去给百姓做点什么也就是情理之中了，于是国王也开始治病。

《圣经》里记载的那些耶稣和圣徒们治病的事迹，想必是鼓舞了国王们的心。于是，一种神奇的治疗方法被创造出来，那就是"神圣触摸"。就这样，一幕幕闹剧在中世纪反复上演：当国王登基和各种重大节日的时候，老百姓就排队走过国王的面前，人们相信自己被国王摸过患病部位之后，疾病就会被治好。这种

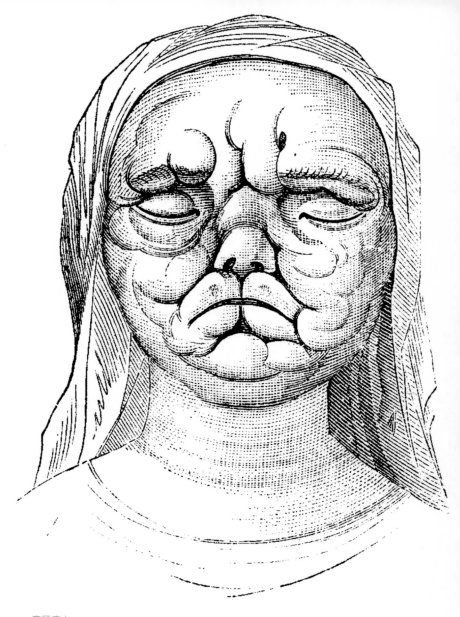

麻风病人

由麻风病人组成
的骑士团

办法通常用于治疗结核引起的颈部淋巴结肿大。

教皇看不惯国王的专横跋扈，觉得自己是耶稣最重要的门徒——圣彼得的传人，是凌驾在世俗政权之上的。但是尽管有冲突，他们还是有共同认可的事情，那就是他们都认为自己从上帝那里得到了灵魂。更何况他们还有共同的敌人，那就是新崛起的伊斯兰世界。终于，有一个办法让这两方达成了利益的一致——十字军东征。

要知道，军队远征是大规模的人口流动，随着军队，各种传染病也就跟着走遍了欧洲的山山水水，尤其是麻风，13世纪的时候每200个欧洲人里就有1个是麻风病人。

麻风虽然不会让人很快死亡，但是时常让人感到比死亡还要恐怖。它会让人严重的毁容，会让骨骼退化，会让肢体残缺，这都让人望而生畏，于是社会习俗和法律都开始敌视麻风病人，尽管各个地区的措施各不相同，但是目的却是一致的，那就是彻底地把麻风病人和整个社会隔绝开来。

在有的地区，任何皮肤生有斑点的病人都要被带到牧师面前做检查，如果牧师也看不出来这是什么，这个病人就被隔离起来。在有的地区，会在公墓举办一种叫做"麻风病人弥撒"的仪式，在仪式上麻风病人要站在墓地里，而牧师宣布这个人已经被看做是个死人了。

在13世纪，英国圣约翰医院有这样的明文规定："一切麻风病人、精神错乱者……即便他们贫穷虚弱，也不得进入本院"。专门收容或者说关押麻风病人的麻风病院也一座座地被建立起来。在《圣经》中有这样的记载：有一名叫做Lazarus的人身患麻风，浑身生疮，他从坟墓中被耶稣复活。麻风病院叫做Lazar house，或者lazaerrtto，正是源于此。

事实上，世界上其他的地方对待麻风病人的态度也都差不多。在阿来的小说《尘埃落定》中有这样的情节，山上的大雪让困在那里的麻风病人找不到吃的，于是下山到土司的寨子里要一口粮食，下人问土司太太应该怎么办，而土司太太则反问道，怎么办？除了活埋还能怎么办？在当时的现实中，人们对待麻风病人的态度和土司太太区别并不大。

一旦被诊断为麻风，住进麻风病院，这个人的命运就已经被决定了，他再也不可能离开了。更不幸的是，有些人只不过是一些看上去比较严重的皮肤病，但是被误诊为麻风而关了起来，只要被贴上了"麻风"的标签，就再也没有摆脱的机会了。

有趣的是，在中国古代有些人为了可以隐瞒自己的身份，会采用"吞炭涂漆"的方法故意毁损自己的皮肤来伪装成麻风病人。这样做过的人中，我们比较熟悉的有商纣王的庶兄箕子、春秋战国时期的著名刺客豫让以及小说《倚天屠龙记》里的明教光明右使范遥。

刚才说到了麻风病院并不是真正的医院，那么医院又是什么时候开始建立的呢，这也和十字军东征有关系。

在东征期间，有那么一群人意志坚定、信仰虔诚，他们成了东征的中坚力量，这群人成立了自己的组织，叫做骑士团。其中有一个重要的骑士团叫做医院骑士团（Knights Hospitaller，源自拉丁文hospes，意思是客人或者外国人），在东征的路上，他们修建了许多供十字军战士休息的建筑。

开始这些建筑并没有提供医疗服务，但后来修士和修女对需要帮助的人进行治疗，他们进行基本的健康护理，并提供饮食以

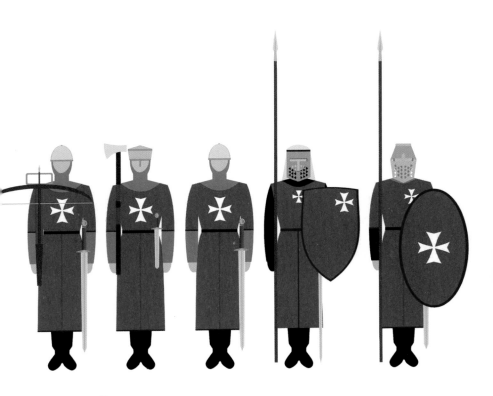

医院骑士团

及休息的地方，这样的地方就逐渐成为了医院（Hospital）的雏形。医院骑士团建立了很多这样的机构，为医学的发展真是做了件大好事。

那个时候的医院和我们现在的医院大不一样，看上去更像是个大宿舍楼，里面不光有病房，而且还有厨房和洗衣房等附属设施，最不可少的当然就小礼拜堂，毕竟这个时候的医院还全都掌握在教会手中。在以后的日子里，医院修建的越来越完善，意大利的有些医院大楼甚至请来了建筑师多纳托·伯拉孟特（Donato Bramante，1444—1514年）和艺术家米开朗基罗（Michelanggelo，1475—1564年）来设计。

中世纪的种种过往风流云散，而医院骑士团这个组织奇迹般地一直存在着，直到今天，它们现在的名字叫做马耳他骑士团（Knights of Malta），是一个准国家性质的组织，长期担任联合国观察员。

受益于十字军东征，威尼斯共和国成为了一个富裕而强大的海洋帝国，但是它也不是没有敌人。在之后的250多年里，威尼斯和热那亚两国之间不断进行着惨烈的战争，我们所熟悉的《马可·波罗游记》的背景就是威尼斯人马可·波罗被热那亚抓住了，在监狱里闲来无事写下的著作。

因为有这样长久的仇恨，威尼斯人和热那亚人只要一有机会就要搞点小摩擦，在一个叫做卡法的城市里，两拨儿人不止一次发生了冲突。在某一年，这样的小摩擦越搞越大，结果招来了虎视眈眈的蒙古人，蒙古人的大军兵临城下，为了获胜无所不用其极。在许多传说中，这就是令人胆寒的黑死病在欧洲的起点。

信仰的医学

当蛮族人征服西罗马的时候，他们的医学水平还处在原始状态。他们的医术还和巫术混为一谈，所谓的医生其实不过是些巫师罢了，治病的办法也都是各种符咒和仪式。这些巫师用手指头蘸了鲜血往病人的头上抹，觉得这样就可以把病人体内的魔鬼驱逐出去。正如我们在本书开头提到的那样，人类的各个文明都曾经历过类似的发展历程。

在蛮族人的铁蹄下，医学和其他自然科学一样，都受到了巨大的冲击，只能在宗教的庇护之下被保存，而宗教也乐于接受这样的使命。圣本笃（St.Benedict）为修士们写了《圣本笃准则》（*Regula Benedicti*），这部准则中包含着一部成文宪法，阐述了法律约束下的权力和民主的程度，是西方社会在形成中的最重要的书面作品之一。在这部书中，圣本笃强调："治病救人是凌驾于一切之上的要义"。

在圣本笃和其他人创立的修士团体里，修士们辛辛苦苦地抄写着目力能及的一切图书，不管它是不是基督教的典籍，也不管抄写的修士是不是真正明白这些书中所传授的知识。至少，这样的抄写能证明修士们的虔诚，而幸运的是各个学科的知识就这样被保存了下来，能让后来人可以再次发现它们的价值。然而，不得不承认，尽管得到了基督教的庇护，医学的传承得以苟延残喘，但是整体而言它还是不可避免地走向了衰退。

在古希腊、古罗马的时候，人们觉得人体特别美，不仅期望自己能有健美的身姿，也喜欢在艺术作品里去表现这一点。换句话说，身体的强健和精神的丰富同样重要。在追求身体强健的过程里，医学也在摆脱宗教和神灵的影响，医生们总结自己实践观察到的经验，在哲学的体系里大步前进。一边治疗疾病，一边琢磨其中的原理，医学就逐渐形成了自己的体系。

然而，到了中世纪，随着对上帝的信仰逐渐占据了整个社会生活，这一切都改变了。

在基督教的世界里，性是罪恶的，这一点从艺术作品上可以直观地感受到，那些裸男裸女当然不能画了。中世纪的人不敢关注人体，因为怕这些事让自己堕落到地狱里。肉体的作用就是为了承载灵魂，只要灵魂可以被救赎，在死的时候可以升入天堂，这具皮囊也就没什么用途了。既然人的裸体都不让看，那么解剖学当然也就没法顺利开展，医学自然也随着这样的改变，不那么被重视。

中世纪的欧洲人认为，虽然人无法看见上帝，但是人所能看见的一切都源自上帝。疾病来了又走，反反复复，也都被理解为是上帝的意愿，于是医学就这样被宗教"收编"了。

基督教里的神学家们其实也都没闲着，他们在《圣经》里寻章摘句，争辩各种有趣的问题。医学家们也有自己的经典，那就是盖伦的著作，因为盖伦认为这个世界上存在着一个最高主宰，这一点和基督教教义是相符的，所以在中世纪，他的思想就顺利地统治了医学界。

中世纪的学者们捧着各种经典玩命研究，但是每个人对经典的解读都不一样，比如对于马有几颗牙齿这样的问题，不同的书里写得不一样，学者们就一边查书一边争论，可是他们却坚决不做那件最重要也是最简单的事情——掰开马嘴数一数。此时的医生们手里捧着盖伦的著作，也在开动脑筋，用同样的方法去研究问题，医学就此走向没落。

中世纪的教育普及特别差，识字的人少得可怜，甚至很多国王都是文盲，就更不要说那些贵族和平民了。这些人是文盲不要紧，但是教士们得传福音，就得识字，这样一来，识字的本领也就被教会垄断了。既然识字被垄断，那么所有的知识也就都被教会垄断了，医学自然也不例外。所以在中世纪早期，即使有修道院之外的人希望学习医学知识，也是有心无力。

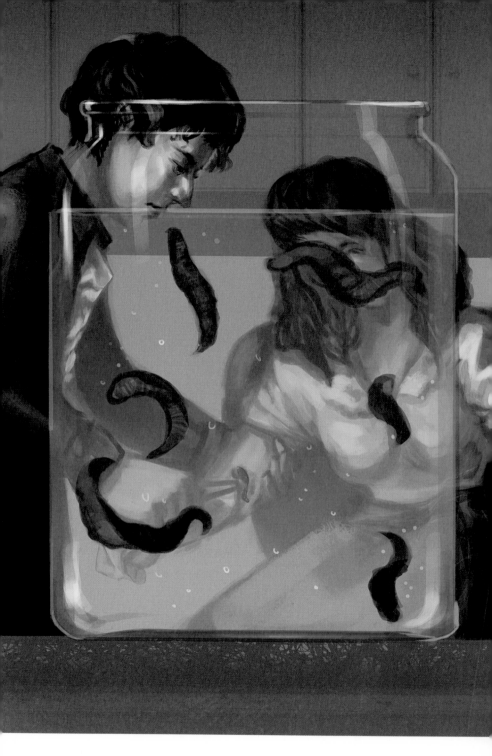

放血疗法

放血疗法

进入了中世纪之后，基督教在整个欧洲的社会生活里都掌握了话语权，医学领域自然也不能例外。古罗马的盖伦医生成为了医学领域中不可撼动，甚至根本不可被怀疑的权威。他的著作成为了医生的教材，而他所最钟爱的治疗方法也就成为了最流行的手段，这就是放血疗法。

其实在盖伦之前就已经有了放血疗法，比如在前面提到的庞贝古城的废墟中，就出土过专门用于静脉切开的刀具，但是让放血变得这么重要，确实要归功于盖伦。

在《笑傲江湖》里，重病缠身的令狐冲得到了五毒教主蓝凤凰的救助。蓝凤凰和另外五名苗女把水蛭放在了自己身上，等水蛭吸饱了血之后，她们把这些水蛭放在了令狐冲身上，还撒上药粉，于是水蛭就把血吐进了令狐冲的体内。这种放血和输血技术居然出现在了偏远山区的五毒教，简直是超越时代的发现。当然，如果这个事儿是真的话。

每个读者看到这段情节，心里都明镜似的，这是小说里的情节，当然是不可能在现实里存在的了。可惜，这么想的话也不算完全正确，虽然让水蛭把血吐进人的血管里确实异想天开，但是利用水蛭放血的方法居然真的被广泛使用过。中世纪的医生用棉线捆住水蛭，然后把它放到身体的一些不容易触及的部位，比如腋窝、直肠和阴道，等水蛭吸饱鲜血再拽出来，这样就可以在这些地方放血了。

电影《歇斯底里》（Hysteria）讲述了19世纪晚期一个与医学相关的真实的故事，在影片开始的部分，主人公在自己管理的病房查房的时候，一位面色苍白的小姑娘就被使用了水蛭放血的方法。除了在她的两条胳膊上能看见一条条正在吸血的水蛭之外，在旁边的桌子上还有一个装满水蛭的玻璃罐子。

可不要小看了水蛭放血的受欢迎程度，在中世纪的法国，医生们为了进行这种治疗，甚至把水蛭捉的快绝种了，后来还要从荷兰等国家进口水蛭才能满足日常需要。这样庞大的水蛭使用量真是让人触目惊心，至于有多少鲜血被这样的放掉，我们就不得而知了。

但是和静脉切开相比，水蛭放掉的那点血真是小巫见大巫了。正如盖伦说的，最迅速的放血方法就是打开静脉。在中世纪，病人被切开静脉任由血液流淌而出，是治疗疾病最常见的场景。在保留至今的绘画作品中，我们还经常能看到。

在不断进行放血治疗的过程中，治疗者也在不断地改进自己的工具，最后他们发明了一种折叠小刀，锋利的刀刃非常利于切开静脉，而且便于携带。这种小刀就是大名鼎鼎的柳叶刀，它是如此的出名，以至于直到现在，人们都把它当成了外科学乃至医学的象征。一本权威的医学期刊就叫做《柳叶刀》（Lancet）。但是，了解了它的由来之后，我们可以清楚地看到，它和手术刀其实根本不是一个东西。当然，如果我们把静脉切开也看做是一种小手术的话，那么柳叶刀也可以被当成是手术刀遥远的祖先。

切开静脉的放血疗法在我们的眼中是不是非常恐怖？但是如果你觉得这已经是治疗中最可怕的事情，只怕是低估了当时人们的想象力。静脉切开术还有一个加强版，那就是杯吸法，在我们中国人眼中，这个方法可能会有些眼熟。杯吸法说来也简单，就是切开静脉之后，在切口的地方拔火罐，方便血液更快、更多地流出。

至于被放出来的血，当然不能任由它们流得到处都是，那样的视觉效果过于刺激。放血时有专门用于收集血液的器皿，它们由瓷、金属等各种材质制成，从保留下来的文物看，很多还制作得很精美。我们可以想象，如果不是放血疗法的极度盛行，当时的人们是不会在放血器械的制造上下这么大功夫的。

说完了放血疗法中使用的器械，我们不由得想问，是谁在干这件事？这是一项医疗活动，那么是当时的医生在给患者进行放血吗？不是。中世纪的医生们都沉醉在医学权威的经典著作里，他们逐字逐句阅读经典，在理论上进行各种缜密的思辨，但是他们从来都不屑于动手在患者身上进行实际操作，因为在他们看来那是低贱的活动。

那么，在那漫长的年代里，既然医生不愿意动手，究竟是谁在从事包括放血、浅表肿物切除和脓肿切开引流这样的小手术呢？这个问题的答案并不难猜，这个职业当然要经常使用刀子，而且经常在人身上使用刀子，符合这个特点的职业并不多，没错，正是理发师。在中世纪里，理发师和外科医生可以被看做是一个职业，事实上他们的同业公会就叫做"理发师与外科医师协会"。

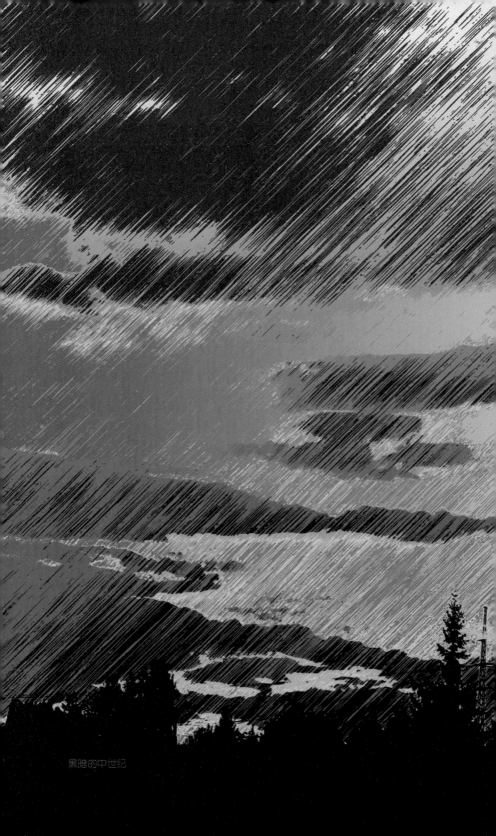

黑暗的中世纪

除了给人剃掉毛发之外，当时的理发师还要承担起简单小手术的业务，从事这项工作的理发师为了让客户们清楚地看见自己的业务范围，就会在自己的门前挂上一个独特的标志。这个标志我们也不陌生，它是一个可以滚动的彩色圆柱，上面有三种颜色。红色代表动脉，蓝色代表静脉，白色代表绷带。放血时病人的手中会紧握一根木棍，好让血液尽快流出，这正是圆柱这个外形的由来。多年之后，理发师和外科医生分成了两个不同的职业，这个与治疗相关的标志却被理发师们留了下来。

说到这里，我们还有一个疑问。当时的医生不屑于亲自对患者进行治疗，但是理发师们却缺乏基本的医学教育，他们怎么知道应该在人身上的什么位置放血，又应该放多少呢？也有办法，当时从事放血治疗的理发师们有自己专用的简易教材，一般是一个30多页图文并茂的小册子，里面简要地介绍了放血的各种相关

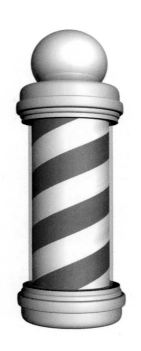

理发店的古老标志

注意事项。这种小册子当然会引起我们的好奇心，里面究竟写了什么？

如果我们想在这样的小册子里寻找真正有用的医学知识，那就只能失望了。它里面的内容其实基本都是各种迷信的内容，尤其是大量的关于星座的知识，当时的理发师们就对照着这样的图谱，根据时辰和星座的对应关系，在人体的不同部位进行放血治疗。

以上所提到的种种内容都来自于久远的年代，放血的合理性当然是基于盖伦对于血液运行的潮汐理论，当哈维发现了血液循环的秘密之后，放血疗法也就没有了理论基础。但是如果认为在哈维之后，放血疗法就在医学界销声匿迹，那可就大错特错。事实上放血疗法持续到了非常晚近的时期。

1799年，美国，一个细雨纷飞的清晨。美国第一任总统乔治·华盛顿感到身体不太舒服，但是一向意志顽强的他还是坚持骑马巡视了自己的庄园。下午，回到家中他感到病得越来越厉害，于是召集了三名非常权威的医生，这三位医生仔细检查了患者的身体，详细询问了病情。最后他们给出了治疗意见，其中就包括放血疗法。在经历了两千多毫升的放血治疗之后，乔治·华盛顿停止了呼吸。

时至今日，回顾往事，我们不得不承认，这种略显极端的治疗方式显然和乔治·华盛顿的死密切相关。

历史上许多我们熟知的伟大人物都死于放血，而更多的死于这个治疗手段上的普通人，他们的人数我们也许永远也无法统计出来，这些人根本没有被我们记住名字，就被遗忘在了历史之中。他们的死，让我们永远记住了，在医学的历史中，曾经有那么一项治疗手段，让治疗者们满心善意地害了许多人。

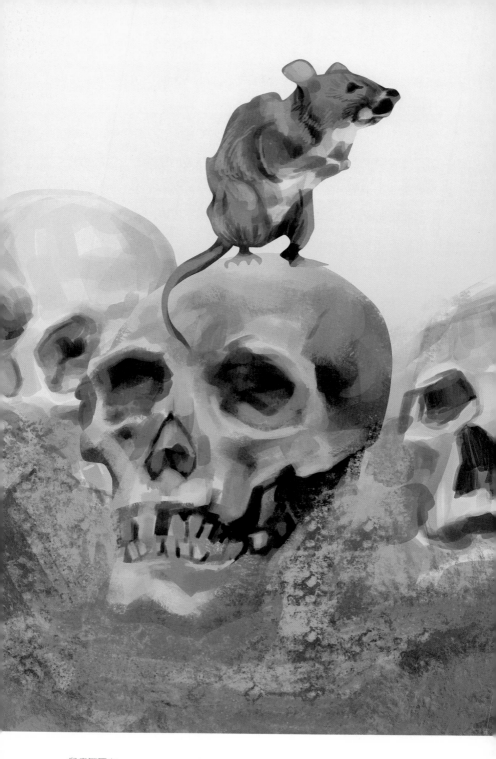

鼠疫与死亡

死神的赞歌

    1348年，英国和法国已经陷入了一场战争中长达10年之久，此时的两国根本想不到这还仅仅是个开始，这场战争断断续续地打了116年，也就是著名的"百年战争"。然而这场旷日持久的战争在1348年开始，暂停了10年，这并非是因为两国厌倦了战争，而是一个更为可怕的敌人迫使他们停下了杀戮的脚步。

    在整个中世纪，带走人生命最多的不是战争、不是饥荒，而是一次次肆虐的瘟疫。在众多的瘟疫之中，鼠疫更是让人印象深刻，以至于人们会将鼠疫和一般意义上的瘟疫等同起来，使用同一个单词Plague代表。在1348年鼠疫流行的当时，它被称作"大瘟疫"，而"黑死病"的名字则是在很久之后才得到的。正是它，改变了欧洲的一切。

    在说1348年欧洲的黑死病之前，让我们先把目光放到中国。在元朝至正四年，也就是1344年，鼠疫正在南方横行。一个叫做朱重八的少年因为家里也被鼠疫祸害的不成样子，不得不出家为僧，四处讨饭为生。多年之后当他手握重兵试图推翻元朝统治的时候，为了讨个好彩头，给自己改名叫做朱元璋，谐音"诛元璋"，意思是"毁掉元朝的礼器"。他的故事想必你并不陌生。

让朱元璋家破人亡的这场鼠疫，和4年后改变欧洲历史的黑死病是不是同一场瘟疫？我们无法再次回到那个年代去亲眼见证，只能说可能性很大。造就这种可能性的，正是蒙古的铁蹄，成吉思汗和他黄金家族的子孙们征服了欧亚大陆广袤的土地，打通了其间的商路。让欧亚之间的交流更加方便，比如我们熟知的马可·波罗也正是在这一时期来到了中国。

马可·波罗在自己的游记中记载了在草原上的见闻，也许他曾经见到过某些事物，正是引发这场大灾难的关键一环。它就是土拨鼠，也叫旱獭，这种啮齿类动物数量众多，生性活泼的它们一边恣意地奔跑，一边发出"不怕不怕"的叫声，然而，当它们不再发出这种叫声的时候，人类才应该感到害怕。为什么会这样，还要先说鼠疫是怎么传播的。

现在我们已经清楚了，鼠疫是由鼠疫耶尔森菌引起的，它们在鼠类身上生活的时候，也会导致鼠类生病死亡。老鼠死了以后，老鼠身上的跳蚤没血可喝，就会逃离老鼠的尸体，转而去喝一种它们并不太喜欢的血液，那就是人血。从老鼠到人，跳蚤们就这样把病原体传播开来。这样的传播过程也解释了一个现象，为什么鼠疫爆发之前，总会有大批老鼠先死亡。

土拨鼠也会得鼠疫，生病的土拨鼠行动变得迟缓，也不再发出叫声，这时候更容易被人捉住。中世纪的商人并不会出于爱好去捕捉土拨鼠，而是为了将它们的毛皮进行加工，冒充貂皮卖到欧洲。在这个过程中，鼠疫便跟随着商队一起远行到了遥远的国度，并在那里大开杀戒。然而，这种猜测是真的么？

商人们不会带着活的土拨鼠上路，这些猎物的毛皮一定是提前硝制完成才会作为商品运输的。且不说在加工过程中跳蚤能不能活下来，即便真有的话，那么毛皮商人又是如何能不被传染，还带着这样的定时炸弹长途旅行呢？可如果这个说法不成立的话，鼠疫又是如何来到欧洲的呢？

　　一个流传甚广的传说长久以来都被人们相信，而这个传说与热那亚（Genoa）有关。热那亚的名字源自于古罗马的门神（Janua），它是古罗马的门神兼战争之神，在古罗马的王政时期，曾经修建过一个他的神庙。当时，罗马只要发生战争就会把这扇门打开，而战争结束才会关上。所以古罗马的有些钱币上会印着一扇关闭的大门，这是和平的象征。

　　这位门神有两张脸，一张朝前一张朝后，预示着回顾过去展望未来，英语里的January（一月）这个单词就是从他的名字来的。有趣的是，以这位神灵命名的城市热那亚，也养育了一位为欧洲打开新世界、展望未来的人物，也就是航海家哥伦布（1451—1506年）。

　　在哥伦布之前，热那亚曾经大大地出了一次名，虽然并不是好名声。传说，在1348年，蒙古人的察钦汗率领的大军对热那亚城进行了围城，这种围城在中世纪的欧洲是非常常见的，派大军将一座城池团团围住，等城中弹尽粮绝。可是热那亚是个沿海城市，蒙古人的强大骑兵围不住海面，于是热那亚人可以通过海运源源不断地补充粮食。在围城的策略失败之后，察钦汗的军队使用了领先于世界的生化武器，他们将患鼠疫死亡的士兵的尸体利用投石机扔到了城市里，于是热那亚就这样被鼠疫屠城。这个传说似乎十分可信，在很长时间以来人们也十分相信。然而细细推敲，这种说法又处处都是破绽。

首先，中世纪的欧洲，各大城市都修筑了又高又厚的城墙，轻易不会被攻破，这也是围城战多见的原因。既然高，站在城墙上用弓箭就射得更远，而围城的军队当然不会傻乎乎地当活靶子，所以围城一方都会在离城墙远远的地方安营扎寨。既然远，那么投石机必须有更远的射程才能把尸体抛进去，然而1348年还根本没有这么先进的武器。

其次，刚才我们已经提到，宿主死亡以后，跳蚤没血喝了就会离开尸体，投掷尸体其实没什么用，投掷跳蚤才管用。关于这一点，要在将近600年后，臭名昭著的石井四郎在同样臭名昭著的"731部队"里才搞清楚，并残害了大量无辜的中国老百姓。

再次，假设尸体真的有传染性，那么投掷尸体的一方又如何对自己进行防护呢？当然是没有办法。要知道，最早描述传染病是由微小的看不见的粒子引起的理论，还需要再等198年才会由弗拉卡斯托罗提出。1348年的人们连鼠疫是什么都搞不清，防护又从何说起呢？

最后，如果将把鼠疫第一次带到欧洲的罪过放在察钦汗头上，确实冤枉。因为早在这次围城战之前，欧洲便已经有了鼠疫的身影。还记得查士丁尼鼠疫吗？

那么，察钦汗的军队就一定这么无辜吗，倒也未必。自从人类有了剩余的粮食之后，各种老鼠就特别喜欢跟人类做邻居。有没有可能，在蒙古人行军的过程中无意间带着有病原体的老鼠四处旅行呢？当然有这种可能，只是真相也许我们永远不得而知了。

但是我们永远不想停下探求的脚步，去追求更大的可能性。

让我们再回想一下这次围城战，热那亚的海运从来没有断绝过，瘟疫有没有可能是从海上来的？

有！让我们再回顾一下那可以让人一夜暴富的商品——香料。在中世纪，很多城市都因为香料贸易而变得异常富裕。

因为富裕、繁华，所以人口多；因为人口多、人口密度大，所以容易出现传染病。在运送香料的货船里，混杂几只老鼠简直是不可避免的事情。如此看来，在鼠疫袭来的时候，死亡人数最多的恰恰是诸如佛罗伦萨、威尼斯、米兰这些钱多、人多的城市，也就没什么奇怪的了。至于热那亚，在1348年停靠的某艘货船不过是为这场巨大的悲剧拉开了帷幕，如地狱般的惨状才刚刚开始上演。

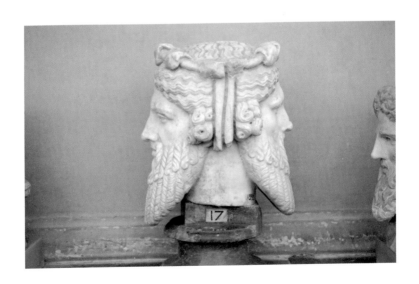

门神Janua

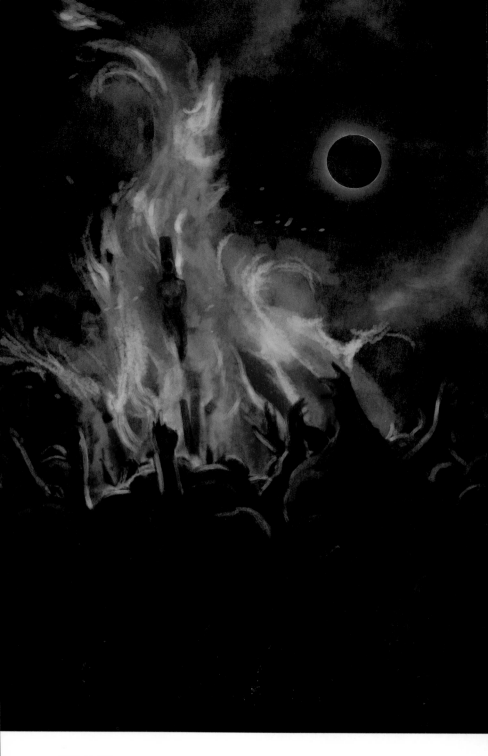

残杀 "女巫"

应　对

在中世纪里，面对鼠疫，基督徒们能做的最重要的一件事就是祈祷。

除了向上帝祈祷之外，圣母玛利亚和众多圣徒也成了重要的精神寄托，无助的基督徒也纷纷向他们祈祷。但这样就涉及了一个问题，既然所有的一切都归结于上帝，那么圣徒们并没有权力免除人间的灾祸，他们只不过是帮世人在上帝面前多说几句好话罢了，也就是代祷。然而即使这样，人们依然不会放过一丝一毫救赎的机会，各种和上帝、圣人有关的遗物，纷纷具备了免除瘟疫的功能，被当成昂贵的商品出售。

对于其中大部分人来说，祈祷自然是向上帝表达虔诚的最好方式。但是对于一些更为极端的人来说，这还远远不够。于是他们想出了自认为更容易得到救赎的方法，就是用鞭子抽自己，自我鞭笞派就这样出现了。在这些教徒的眼中，用这样的办法当然会得到上帝的宽恕，而在同时代的其他人眼中，这样的行为也没什么不妥。然而，事情很快就走向了失控。

自我鞭笞的行为里，其实隐含着可怕的逻辑。在这个逻辑之下，教徒们相信，通过自己的痛苦，上帝就能感受到诚意，而只要上帝感受到诚意，自己所有的罪都会被宽恕。在这"所有的罪"里，是不是可以包含对他人的伤害？答案是肯定的。这些教徒既然确信自己一定会被上帝原谅，自然也就不太在意其他人的感受和利益。于是，自我鞭笞派很快就成为了暴徒的组织，杀人放火无恶不作。

开始，因为教廷也不断地重申对上帝的虔诚，所以并没有深刻理解这个教派所坚信的可怕逻辑，甚至还给了他们赞许和肯定。但是，不久之后教廷就不能无视这个教派的所作所为了，于是教廷宣布自我鞭笞派是非法组织。

在当时的社会背景下，人们在积极探索各种可能，虽然在今天看来，这些探索有些可笑，但当时的人们可是严肃的很。毕竟限于当时的科学技术水平，也只能做到这样了。热衷于仰望星空的占星师们，相信星星的排列方式可以造成人间的瘟疫，于是怀着非常严谨的态度对星星们的轨迹测来测去。

怀着朴素唯物主义精神的医生们则反对占星术这种愚昧的产物，他们相信是地下污浊的空气，也就是瘴气，造成了人世间的一切瘟疫。既然是空气的污染造成了这一切，那么如何去对抗它呢？自然是各种有着诱人香气的东西了。带着这样的思路，医生们开始动用目力所及的一切气味独特的东西来对抗瘟疫。

鲜花不但香气浓郁，而且外形也让人赏心悦目，自然就成了大家最喜欢也是最常用的手段。在瘟疫横行的时代，人们凭借自己的观察发现，人群聚集的地方，尤其是有病人的地方，就容易使人传染。于是在参加各种集体互动的时候，手捧鲜花来保护自己就成了流行的办法。比如在婚礼上，什么东西既能让人觉得自己得到了保护，又能让新人感受到祝福，同时还能提供视觉享受，鲜花当然是不二之选。

葬礼不但和婚礼一样有大量人群聚集，死者本身还经常就是因为瘟疫而死。参加这样的场合，更需要对自己进行保护了，于是在参加葬礼的时候，携带鲜花自然也就逐渐成为了一种习惯。至于探望病人的时候，探视的人心中自然也会不安，那么，带上一捧鲜花吧。

有趣的是，时至今日这样的习惯被人们保留了下来，但是大家只记得这是对患者的祝福，而忘记了它最初那种隐含着种种疑虑的意味。

现属德国的科隆市人民，不满足于在大自然中寻找各种抵御瘟疫的气味。他们发明了古龙水，所谓的古龙水，本义就是"来自科隆的水"。各种香水直到今天也被人们所喜爱，当然现代的人们知道这东西对于预防疾病没有什么作用，而不过是出于一种文化上的喜好。

鲜花、香水这类东西毕竟昂贵，老百姓还是需要物美价廉的东西来抵抗瘟疫，大蒜来看是个不错的选择，既容易获得，又有明显的刺鼻气味。如果肯花钱的话，医生们还会提供填满香料的小布包以期望阻挡瘟疫的脚步。在这一点上，医生们因为本身职业的原因，更容易接触到患者，所以他们更有一种独特的使用香料的方法。

鼠疫和古龙水

医生们会佩戴一种鸟嘴状的面具，然后把香料填塞在其中。意大利的水城威尼斯的特产叫做威尼斯面具，现在我们还可以见到威尼斯面具有中世纪医生用的那种款式，而且在上面还画着当时医生的形象。如果你去威尼斯旅游的话，看到这样的面具可不要以为这是什么恐怖片里的形象，它描绘的实实在在是当时勇敢的医生们。

我们可以看到，当时的医生似乎对鼠疫完全束手无策，整个欧洲回荡着死者的哀嚎。然而，即便是对鼠疫的认识都还没有搞清楚，但是真的没有一点点有效的措施吗？还是有的。只不过这些有效的措施本身也透着浓浓的血腥味，也只有在当时那种整个社会都极度绝望的情况下才有可能被实施。

第一个措施是意大利米兰所实施的隔离。"隔离"这个词对于现在的我们来说并不陌生，经历过2003年"非典"时期，我们几乎都在短时间内被普及了隔离的知识。我们身边的朋友，甚至是我们本人，都可能有过被隔离的经历，然而我们毕竟撑了过来。这隔离措施毕竟是为了帮助我们对抗瘟疫和死亡，那它究竟有什么可怕的，为什么说米兰的隔离会透着血腥味呢？

因为在黑死病时期米兰采取的隔离，和今天我们所了解的隔离根本就不是一回事。在今天，病人即便被隔离，也会时刻得到充足的饮食和医务人员的照顾。然而几百年前米兰的隔离是这样的：如果一家人有一个成员出现了鼠疫的症状，那么就会把这一家彻底封起来，就这样把这家人活生生的困死在里面。米兰人就是靠这样的方法躲过了死神的镰刀。

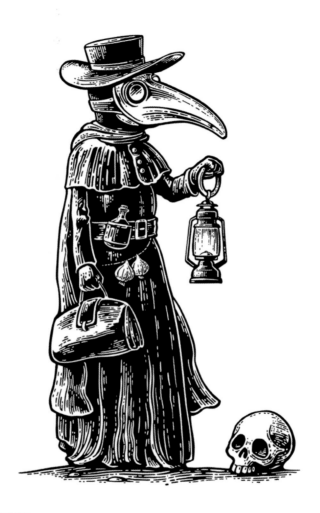

佩戴面具的医生

威尼斯则提出了另一种形式的隔离。如果有商船到来的话，船上的人不允许上岸，而需要在港口停靠30天，如果船上有瘟疫，那么船上的人在30天内就死光了，这条船也就不需要被关注了。如果经过30天，船上的人还能健康地活下来，那么想必他们是干净的，没有携带瘟疫。

　　30天的规矩持续了没有多长时间，就被延长到了40天，这就是quarantine（检疫隔离）的由来（源自quarantenaria，意大利语中的"40"）。这样的时长固然是超过了许多传染病的潜伏期，确实对预防传染病有效，但是能理解为当时的人们有了这方面正确的知识吗？倒也未必，因为40天这个时长的选择并非是出于科学的原因，而是出于神学的考虑。在中世纪流行的炼金术这门学问里，40天是一个哲学月。在之前我们也提到过，吉尔伽美什的旅程也是惊险的40天。

　　除了哲学月的天数之外，"40"这个数字在《圣经》里出现的频率特别高，比如上帝用洪水灭世的时候，洪水泛滥40天（《创世纪》）；熏尸体也要40天（《创世纪》）；摩西上山40天，得十诫而归（《出埃及记》）；惩罚人的时候只能打40棍子，既不能多也不能少（《申命记》）……这样的例子数不胜数，我就不多举了。在基督徒的眼里，"40"这个数字充满了神圣感，用它来指导公共卫生实践，在当时也是挺合理的事。

瘟疫对威尼斯人
造成的伤害

以上的故事里，存在一个矛盾的地方。当时的人们其实观察到了这种疾病是具有传染性的，也就是说患者和死者会把同样的病传染给健康人。然而，如果我们从瘴气理论的角度出发，既然是有毒的空气传播疾病，那么人是不应该具有传染性的。当时的人们一方面作出了正确的观察和判断，另一方面又坚信瘴气理论没错。

其实这并不奇怪，人们总是难以放弃那些陈旧而愚昧的观点，哪怕正确的事实就摆在面前。

孔子夸自己最得意的徒弟颜回时，说他有两大优点"不迁怒，不贰过"，所谓"不迁怒"就是不把自己的怒气发泄到别人身上。然而能做到这一点实在是太难了，至少在黑死病面前，中世纪的欧洲人就做的不够好。在面对死亡时，在无知的驱使下，他们把恐惧和怒气释放到了许多无辜的人和事物上。

瘟疫被解释为恶魔的阴谋，当时的人们相信恶魔不会放过任何一个为祸人间的机会。但是谁也没有亲眼见过恶魔，怎么对抗他是一个难题。

但是这不重要，恐惧化成的愤怒总会被无辜的人承担，人们虽然没机会亲手杀掉恶魔，但是杀掉恶魔的小帮手总还是可以的。那么谁是恶魔的小帮手呢？就是女巫，"女巫"这个概念以恶魔仆人的形象深入人心。

对于女巫的屠杀，是彻头彻尾的对于女性的迫害。种种捕风捉影的事情都成为了杀戮女巫的证据。

迫害女巫的集大成制作《女巫之锤》中，详细记载了如何识别、审讯和杀死女巫的方法。其中的一句话至今读起来都让人毛骨悚然："一切女巫之中，最邪恶的是女助产士"。

是的，助产士这样本应受到尊重的职业，居然被认为是最为邪恶的，那么这些被当做女巫而迫害致死的女性是不是无辜呢？事实上，在中世纪被当做女巫活活烧死的女性中，很多都是女性从医人员。如果今后您在电影中看到勇敢的骑士杀死女巫的情节，请仅仅把它当做一种文化残留好了，希望那样的事情永远不要重演。

既然女巫作为恶魔的小帮手被杀死了，那么女巫的小帮手又怎么能幸免于难？在把众多无辜女性当做女巫烧死的时候，猫因为眼睛亮闪闪显得十分邪恶，就被当成女巫的小帮手，也被杀掉不少，尤其是黑猫。除了猫之外，狗同样会被杀掉。杀猫杀狗的习惯保持了很久，比如在1665年的伦敦大鼠疫时，伦敦城杀掉了十几万只猫和二十几万条狗。从这个事实上也可以看出来，直到那个年代，人们仍然完全搞不明白鼠疫到底是从何而来。

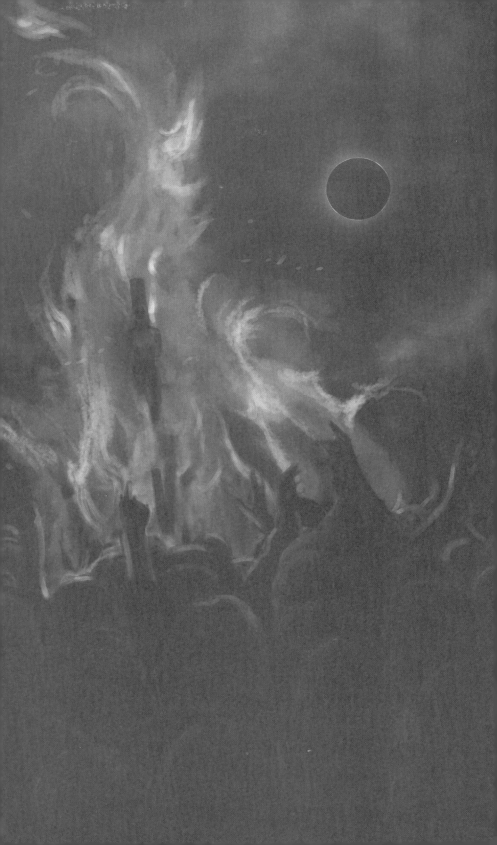

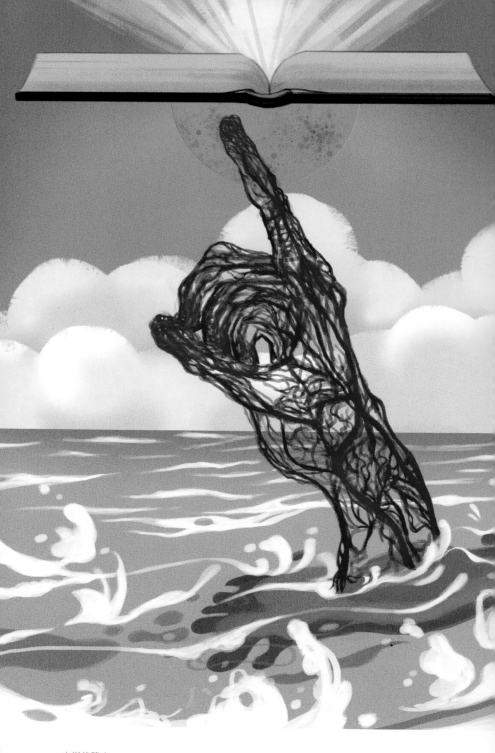

大学的建立

大学的建立

布鲁诺因为坚持自己神学观点和日心说，结果被宗教裁判所残忍地烧死在了罗马的鲜花广场。这个故事大家都十分熟悉，或许就是这个故事给大家留下了一个刻板印象，觉得宗教对科学的压制和迫害简直是一种本能，然而如果我们怀着这样的观点去看待医学和基督教的分离，那就可错了。

事实上，医学是被基督教自己强行分离出来的。当然，干这个事的目的并不是为了促进医学的科学化，而是因为治病这事儿挺挣钱的，教士们有钱了就不那么好管了。教会当然不希望自己手下的人不听话，于是在12世纪、13世纪的时候，许多教会都主动限制教士们去治病，后来干脆就彻底禁止了。

修道院医学衰落下去，但是医学的传承断不了，就在教士们不再插手医疗的时候，大学这个新事物兴起了。可不要小看了大学，它们的生命力极其顽强，1520年之前，全世界建立的组织里，现在仍用同样的名字、同样的方式、干同样的事情的，只剩下85个，其中70个是大学，另外15个是宗教机构。

在大学里，医学的旗帜就这样很平稳地交到了神职人员以外的医生手中；在大学里，医学逐渐摆脱了宗教的影响，坚定地向着科学化前进。这个过程里没有激烈的冲突和动人心弦的故事，而且这个过程是如此的温和、缓慢，以至于人们印象中的中世纪医学仿佛一潭死水。可是，在这一片平静之下，已为未来医学的飞速发展做了重要的准备。

首先登场的就是被称作"希波克拉底之国"（Civitas-Hippocratica）的萨勒诺学校。萨勒诺是一个意大利南部的海滨城市，离那不勒斯、庞贝古城距离不远。它的地理位置决定了它和地中海东部的国家一直保持着商业贸易，这样一来和其他国家的知识交流也就不曾间断过。在这里建立的萨勒诺学校是欧洲的第一所医科学校，这所学校早在9世纪的时候就出现了，在12世纪的时候最是繁荣，而且这个繁荣的时期一直持续到了14世纪。

萨勒诺学校最初建立的情况现在已经搞不太清楚了，但是有一个有趣的故事值得一说。传说这个学校是由四名医生创立的，包括一名希腊人、一名拉丁人、一名犹太人和一名撒拉逊人，他们分别用不同的语言教授不同的学生。这个传说的真实性当然无从考证，但是它潜在的含义却十分重要，那就是萨勒诺学校从建校最初就摆脱了宗教的束缚，不同信仰的人都可以在这里自由地传递知识。

萨勒诺学校为何
可以兴起

让我们再看一下这个传说的细节：叫做黑雷那斯（Helinus）的创始人用希伯来语给犹太人讲课，蓬塔斯（Pontus）用希腊语给希腊人授课，阿提拉（Adela）用阿拉伯语给阿拉伯人上课，而萨勒诺斯（Salernus）则用拉丁语授课。这些人名想必你看起来都十分的陌生，这是当然，但是这样的建校模式却让你感到有几分眼熟，不是吗？

J·K·罗琳的系列小说《哈利·波特》中，有一个叫做霍格沃茨的魔法学校。每年新入学的新生都会戴上一顶有魔法的帽子，来给他们分配最适合自己的学院，这顶神奇的分院帽是这样描述霍格沃茨的建立的：

> 那是一千多年前的事情，
> 我刚刚被编织成形，
> 有四个大名鼎鼎的巫师，
> 他们的名字流传至今：
> 勇敢的格兰芬多，来自荒芜的沼泽，
> 美丽的拉文克劳，来自宁静的河畔，
> 仁慈的赫奇帕奇，来自开阔的谷地，
> 精明的斯莱特林，来自那一片泥潭。

如果把这个事儿研究得穿凿一点，我们在《哈利·波特与密室》中可以看到格兰芬多学院的幽灵"差点没头的尼克"度过了自己500年忌辰，而蛋糕上明确写出了他死亡的年份1492年。如此算来，《哈利·波特与密室》一书里的故事自然是发生在1992年，往前数一千多年，霍格沃茨和萨勒诺学校建立的年代还真离得不算远。

虽然并不清楚J·K·罗琳对于医学史的了解程度，但是从霍格沃茨的建立、伏地魔蛇与手杖的行头、魔药课上使用的曼德拉草等细节，我们还是可以看到很多中世纪医学的影子。看完本书您再回顾一遍《哈利·波特》，或者会发现医学对文化的影响有多深远。这种影响是如此的润物无声，或许连作者自己都意识不到。

在早期的萨勒诺学校里，许多医生的名字流传了下来，他们编著出了百科全书式的医学书籍，为医学知识的传承起到了巨大作用。可贵的是，书里尽可能地使用了通俗易懂的语言，这样就能更方便学生阅读，当然就利于知识的传播。更可贵的是，书中已经让医学回归到了经验医学的路上，而彻底摒弃了种种迷信的治疗方法。

早期的萨勒诺学校还有一件比编书更伟大的事情，那就是允许女性学生入学。要知道，哪怕是在现代社会里，女性被允许接受医学教育并成为医生也是非常晚近的事情了，美国的约翰斯·霍普金斯医学院接受女性学生入学，在医学史上也是浓墨重彩的一笔。早在一千多年前，分院帽刚刚被编织成形的年代，萨勒诺学校就已经把这件事情办好了，不得不让人感慨。

在女医生中，最著名的一位叫做特拉图拉（Trotula），她浑身充满了谜团，长久以前一直让医学史专家们迷惑不解。讨论的关键是这位女医生到底是不是真实存在过，她究竟是一名女医生，还仅仅是一名助产士，或者是名医普拉蒂利阿斯（Johannes Platearius）的妻子，甚至可能是当时助产士的通用头衔，这个问题或许永远都没有答案了。

我们要注意这一点，虽然我们搞不清她的名字，但是在萨勒诺早期，肯定有这样一位女医生，以及其他的从事医疗行业的女性。这，就足够了。

让我们再把目光投向11世纪末的萨勒诺，这时它正在进入自己最为繁荣的时期。一位真正值得在医学史上享有大名的医生出现在了萨勒诺，这名医生叫做康斯坦丁，因为他出生在非洲的迦太基，所以被称作"非洲人康斯坦丁（ConstantinusAfricanus）"。

康斯坦丁是个见多识广的医生，年轻的时候游历过叙利亚、印度、埃及和埃塞俄比亚，他的旅行持续了39年，但是当他回到自己家乡的时候，他的乡亲们却以为他是个坏人，甚至想要处死他。于是他乘船一路逃难到了萨勒诺，本来在这里并没有人认识他，更不知道他的博学多闻，可是恰好此时一位外国君主的弟弟路过萨勒诺，认出了康斯坦丁。因此他受到了萨勒诺人的重视，而且很快就成为这里最受尊重的教授。

对于伟大的康斯坦丁，关于他的故事，我们也仅仅知道这么多。这也足够了，这已经让我们可以知道他的一生是何等传奇。

他精通东方许多国家的语言，翻译能力十分出众，他把大量阿拉伯医学书籍翻译成了拉丁文，直到1087年去世。但是对于他来说，翻译速度快这个优点过于突出，有时候就把准确性放在了第二位，而且康斯坦丁在选择所翻译的书籍时，也是不分青红皂白，看见什么就翻译什么，经常把年代和内容大不相同的书合在一起。有的时候他甚至懒得标注原书作者的姓名，这就让在他之后的学者经常把这些书当成是他的原创作品。

康斯坦丁因为卓越的翻译工作，被称为"东方与西方的教师"，为什么一位翻译家可以得到这样的盛名呢？我们不得不再次回头看一眼，正像之前提到的那样，罗马帝国分裂成了东西两个国家，东罗马在拜占庭苟延残喘了一千多年，而西罗马被蛮族入侵，那么西罗马帝国的知识就这样彻底消亡了吗？当然没有。

在很久以前，阿拉伯人在和罗马帝国打交道的时候，就非常重视学习罗马的知识，他们特别善于学习和保存知识，于是把大量的书籍翻译成阿拉伯文藏了起来。现在，蛮族已经接受了文明的熏陶，蛮族建立的国家里还在怀念着罗马帝国的荣耀，于是他们很乐于看到被阿拉伯人保存着的罗马帝国的书籍再次回到这块土地上来。

希波克拉底和盖伦的著作就这样被再次认识，不仅如此，康斯坦丁翻译的内容里也包括了不少阿拉伯医生的著作。命运也十分眷顾康斯坦丁，在他翻译出这些书籍之后，萨勒诺学校就把它们当做了自己的教材。就这样，"非洲人康斯坦丁"作为连接两个世界的桥梁，被人们记住了。

在萨勒诺的黄金时期里，经过众多医生的不懈努力，终于孕育出了一部传世经典。这部作品不是让读者看见就头疼的那种大部头，里面更没有枯燥晦涩的文字，这部作品叫做《医药之花》（*Flos medicine*），或者叫做《萨勒诺卫生管理》（*Regimen sanitiatisSalernitanum*）。事实上，这是一首文字优美、内容通俗的诗歌，而萨勒诺学校教学的一切特征，都被写进了这首诗里。

在这里求学的医生都会背诵这首诗，并且把里面的每一句话都当成是经典。这首诗几乎出了300版，而且被翻译成了许多种语言。开始的时候，它有362节，但是随着不断流传，它的内容也变得越来越庞杂，后来有一个版本里，它已经变成了3520节，快要达到最初篇幅的10倍了。

让我们来看一下这部诗的一个小节：

春日饮馔应有节，秋来瓜果忌用过。
暑夏炎热餐宜素，寒冬肉食不妨多。

从诗的形式我们看出它是多么的易于传播，这种形式或许才是萨勒诺学校最大的创举。因为事实上在医学知识上这所学校并没有什么创新，但是能让医学以前所未有的方式扩散开来，这本身就已经是巨大的成就了。

在萨勒诺学校培养出来的众多医生中，以撒·犹大（Isaac Judæus）享有盛名，但是我们不需要记住他的名字，而只需要记住他所做的事情就好。这位医生是位验尿专家，他的著作成为了验尿领域的权威著作。那个时代可没有什么先进的仪器设备，而仅仅是靠医生的一双肉眼去观察尿液的颜色、性状、沉渣等情况，并试图根据这些表浅的观察去推测患者的病情。

以现在的眼光去看，当时的验尿法毫无疑问是走上了捕风捉影的极端，对诊断和治疗并没什么价值。但是当时的医生又实在没有什么更好的办法去便捷地了解人体，所以这种方法就顽强地作为一种常规手段存在了好几百年。一直到了文艺复兴时期，人们才知道它的无用，将它束之高阁。回想起来，医学进步的过程不正是去伪存真、淘汰糟粕的过程吗，不断质疑和反思传统医学中的内容，难道不是一件好事吗？

回顾萨勒诺学校的功绩，它悄无声息地把医学从宗教中剥离了出来，为新的医学做好了准备，而它最大的价值在于成为了非宗教性学校的样板，让信仰和国籍各不相同的人为了传播知识而一起工作。

在 12 ～ 13 世纪里，萨勒诺学校名气极大，成为了西方医学的中心，然而之后它还是逐渐走向了衰退，直到 1811 年拿破仑来到意大利的时候，将早已名存实亡的萨勒诺学校关闭了。

最初的大学分三种：

第一种是社会支持的大学，它是由自治和民主的组织来管理，校长都是由学生们选出来的，博洛尼亚大学（University of Bologna）就是代表。

第二种是国立大学，是各个国家的君主建立的大学，这种大学的章程自然也是要跟随君主的心愿。

第三种就是教会兴办的大学，早期的时候教师都是牧师来担任，巴黎的大学和英国的大学大都是这个样子。

在 1222 年的时候，因为博洛尼亚大学限制学术自由，所以大量的教师和学生从学校里跑了出来，自己组建了个新学校，这就是帕多瓦大学（UniversitàdegliStudi di）的由来。在未来的日子里，帕多瓦大学与一系列耀眼的名字联系在一切：哥白尼、弗拉卡斯托罗、维萨里、科伦布、法布里修斯、伽利略、桑托里奥……

终于，帕多瓦大学里培养出了一名叫做哈维的学生，他的《心血运动论》终于从根本上否定了盖伦的潮汐理论。一个时代因此而终结，另一个时代又因此而开启。

血液循环颠覆
放血疗法

图书在版编目（CIP）数据

照进角落的光：行走在远古到中世纪的医学 / 孙轶飞著 . —北京：人民卫生出版社，2018

ISBN 978-7-117-26456-3

Ⅰ. ①照… Ⅱ. ①孙… Ⅲ. ①医学史 – 世界 – 普及读物 Ⅳ. ①R-091

中国版本图书馆 CIP 数据核字（2018）第 083606 号

人卫智网 www.ipmph.com 医学教育、学术、考试、健康，购书智慧智能综合服务平台

人卫官网 www.pmph.com 人卫官方资讯发布平台

照进角落的光：行走在远古到中世纪的医学

著　　者　孙轶飞
出版发行　人民卫生出版社（中继线 010-59780011）
地　　址　北京市朝阳区潘家园南里 19 号
邮　　编　100021
E – mail　pmph @ pmph.com
购书热线　010-59787592　010-59787584　010-65264830

印　　刷　北京盛通印刷股份有限公司
经　　销　新华书店
开　　本　710×1000　1/16　印张：20　插页：1
字　　数　224 千字
版　　次　2018 年 10 月第 1 版　2018 年 10 月第 1 版第 1 次印刷
标准书号　ISBN 978-7-117-26456-3
定　　价　58.00 元

52检

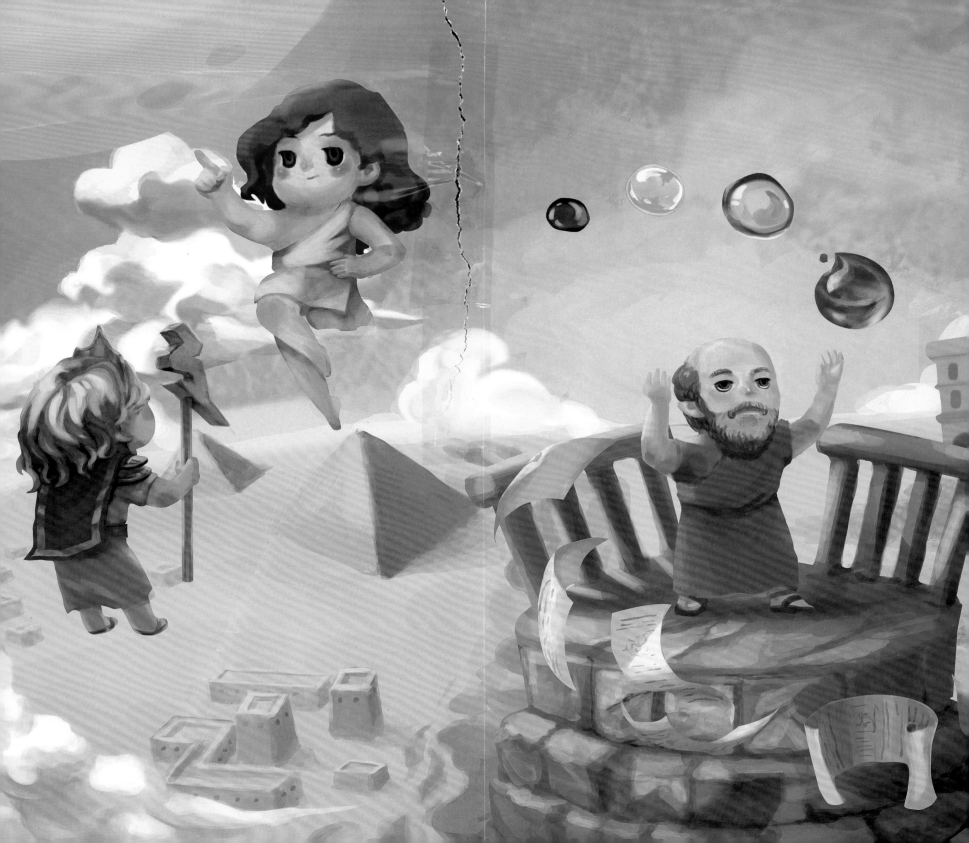

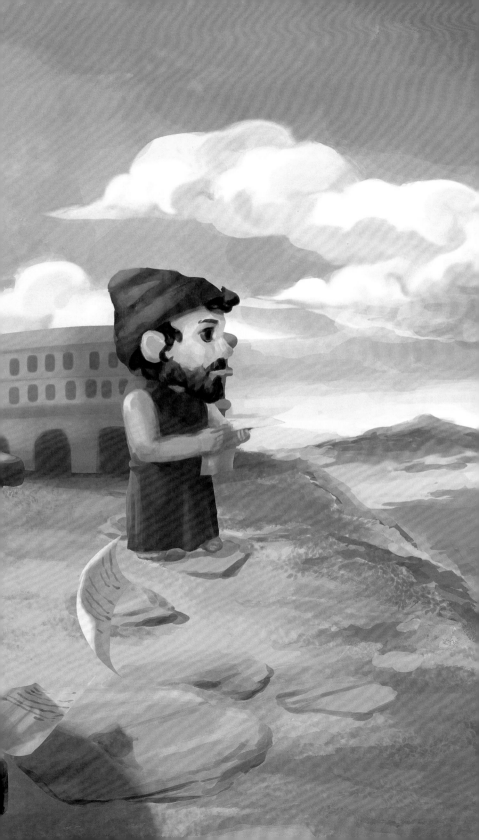